# 杏林筆記

行醫路上的人文省思

賴其萬 著

經典

推薦序

# 習醫者的探照燈，行醫者的路上光

韓良誠

醫學若缺乏人道關懷，則不過是另一種技藝罷了，只有具備人道關懷的醫學，才能展現生命與死亡的不朽價值。

——前中研院院長李遠哲

謹以李遠哲教授的這段話，讓讀者了解本書的中心思想。

趁著暑假即將結束之際，內人和我加上自美國前來會合的女兒，我們一起悠遊到處充滿藝文與歷史的法國，並且特地去品味森林中的城市——巴黎之美。九月二十日返國之後，巧的是，第一通電話竟是敬仰已久的、我內心中的醫者典範賴其萬教授的邀稿通知，他希望我能為他即將出版的新書寫序。這本新書是賴教授把九年多以來不斷在《經典》雜誌刊載的【杏林筆記】專欄，經過重新分類之後的一本新書。其實，剛接到電話時，我不只受寵若驚，也立刻心感不安，因為在我看過的所有賴教授發表過的文章裡，包括在《經典》內的一部分文章，其內容所談的，何嘗不是他自己在《醫學這一行》（二〇〇四年天下遠見出版）這本書的序文中所寫的：「文章中很多是從病人的立場所看到的生老病死，以及在病人與醫生共處中所感受到的真情；也有些文章很坦白地披露醫生自己犯了錯誤之後的感觸；有些文章敍述醫生因為行醫而體驗出，他們對病人及家屬鮮為外人所知的那份歉疚心情，因而領悟到醫者需有更謙虛的風度……。」

只是《醫學這一行》這本書，全書一共收集三十一位作者的三十九篇作品，而本書則全部都是賴教授個人的【杏林筆記】作品，由此可見他對周遭環境所發生的一切是如何地用心在觀察，時時刻刻注意自己和別人的互動，也努力提醒自己並感化別人，去提高「對病人痛苦的敏感度」。他

「一日」的生活，何止「三省」？我何德何能，能夠為這本新書寫序？但冷靜一想，面對賴教授，真的很難讓我拒絕，何況在【杏林筆記】專欄上的「漏網之魚」，我也希望藉這次的機會先睹為快，因此在「恭敬心中典範，不如遵從其命」的自我鼓勵下，竟不自量力地答應了下來。

我在童年時期，心中的「典範」毫無疑問的是我的父親。我小學一到四年級的日治時代，因為進口書非常有限，從閱讀之中認識的「典範」，回想起來只有幼時就立志習醫，並苦學成功的野口英世醫師（一八七六—一九二八，著名的日本細菌學家，渡美研究後曾發現多種病原體）。到了高中時代，因為我偏向喜歡閱讀名人傳記，因此開始認識一些古代偉人，但是真正打動我心的世界偉人，則是美國林肯總統。此外，因為我從小就「立志」當醫生，因此出現在書上的「醫者典範」，首屈一指的，是一位在一七九六年把得自牛痘（cowpox）之液體，種在一個八歲男孩菲普斯（James Phipps）身上，進而證明對天花具有免疫之效果，因而拯救過無數人類避免死於天花，也成功地成為人類醫學史上疫苗接種（Vaccination）之發明者——金納（Edward Jenner），他可算是當時在我心中的「典範」之最。

進入醫學院之後，眼前出現了不少活生生的，當年台大醫學院的老師中的典範，如基礎醫學的張學賢教授、王三聘教授、臨床醫學的宋瑞樓教授、許書劍教授，他們都是我非常崇敬的「醫師典範」。而在我最初進入臨床實習的時期，先父曾親手交給我的第一本書是一本醫人傳記，就是大家耳熟能詳的《史懷哲傳》，並且一再苦口婆心地交代我，將來我行醫之後，要一輩子學習史懷哲醫師終生信守的情操——「敬畏生命」，並以他為榜樣。

但是，回想起來，過了中年之後，也許是因進入了我行醫之後的第一階段：「與感染症以及因無知、貧窮、不衛生的環境所引發的疾病奮戰的時期」，這時期我不眠不休地工作，以致看病占據了我大部分的人生精華歲月，竟而出現了在中年時期繼續追求新典範的「空窗期」。所幸自從進入了我行醫之後的第三階段：

「投入教學與兩次赴美，分別前往夏威夷大學（一九九〇年）與哈佛大學老人醫學科（一九九三年），研習老人醫學的時期」前後，自一九八四年年開始參與成大醫學院的教學工作，隨後又於一九九三年開始有機會參與台大醫學院的教學工作，因此在我眼前又陸續出現了幾位，比我更年輕的醫者典範。

正如賴教授所言，他「自認投入醫學教育多於看病」，而我則「投入看病多於醫學教育」，因此他以眾多實際臨床病例教導學生的部分，正是我比較弱的一環，使我每次看到他在《經典》上令人動容的醫病關係、師生互動時，一再地深受啟發且被引發反省，進而受到他的潛移默化。因此一九九八年之後，在我內心深處，出現了一位異於其他年輕醫者典範的賴教授，加上他非常勤於筆耕的緣故，一篇又一篇地發表在其他雜誌上的文章，也常常出現在我的書桌上，使我慢慢地，更深一層地了解這位「全方位的醫者」，他是如何以身教，也以言教，諄諄善誘地，正在改變，也正在預防多年以來台灣的不良醫療風氣。這種在目前台灣不可多得的導師（Mentor），也就很自然的成為我過了「初老」之後的心中典範。

這種行醫與教學的態度，雖然正是從事醫學教育者責無旁貸的使命，卻也是非常艱鉅的工作，但是賴教授已力行多年，宜乎他已在眾人心目中，成為「德足以服人」、「學足以為師」、「文足以立言」、「行足以為楷模」的好醫師。因此從這個觀點而言，那些對賴教授稍有認識的人，如果知道他將出版新書，毋庸我贅言，一定會以搶先讀完為快；但是對於正在習醫，也立志將一輩子從事神聖之醫業的年輕醫師，我還是勸他們一定要不只一次地，精讀這本書，並以同理心、自省與學習的態度，去追隨賴教授的腳步。

至於過去完全不認識賴教授的讀者，不妨先從「醫師與習醫者」、

「醫師的自省」、「醫生與社會」、「醫師與病人與家屬」這四個單元之中，先選一篇你比較會「心動」的篇名，如〈醫生總有能夠幫忙病人的地方〉、〈看病從心，謙虛為懷〉、〈當醫生變成病人家屬時〉、〈如何瀟灑地面對死亡〉、〈父親的老、病、死〉、〈醫師的老師〉、〈醫者的盲點〉、〈由病人與家屬的角度了解病痛〉……這一類發人深省之文章開始閱讀，則你一定會一篇接著一篇地愛不釋手。如此，則不只你自己受惠，病人、家屬、將來的台灣醫界，乃至台灣社會也會受惠無窮。

本書十足地，正是習醫者的探照燈、行醫者的路上光；我謹以上文為序，並極力推薦這本好書。

＊作者為韓內科／小兒科診所負責人（台南市）。台大醫院內科部、成大醫院急診部兼任主治醫師

推薦序

# 醫病、醫人、醫社會
# 使命、遠見、熱情

趙可式

一位影響力深遠，且在歷史中刻下痕跡的領導者，常具備三種特質，即MVP——使命、遠見、與熱情（Mission、Vision、Passion）。他整合了意義與工作，散發出生命的活力與熱情，並且在不知不覺中，其言行對別人產生了無法磨滅的影響。

賴其萬教授由台大醫學系畢業後，於一九七五年到美國深造，二十三年間在美國成為享譽的名醫。一九九八年在經驗與智慧雙全的鑽石年華，懷抱著理想，返回台灣貢獻所學。先到慈濟醫學院任教，二〇〇一年回到台北以便就近照顧近百歲的老父。至今雖只短短十餘年，他繼任黃崑巖院長擔任台灣教育部醫教會的常務委員，及「醫學教育評鑑委員會」（TMAC）執行長，同時在和信醫院直接診療病人，教育下一代年輕醫師，並且奔走全台灣北中南東到處演講，由「教學門診」做臨床教育示範。賴教授的使命、遠見、與熱情，已滲透性地影響了台灣的醫療界與社會。

閱讀賴教授如行雲流水般的文章，一篇篇都打動我的心，與我的生命經驗共融。三十年來我與醫師們並肩在第一線與生、老、病、死奮戰，深深體會書中的字字句句真理。所有直接照顧病人與家屬的醫療團隊，不只是醫師，包括護理師、社工師、物理治療師、職能治療師等，都應該要讀賴教授的書，才能成為「有人文關懷的醫療人員」。以下我將從護理專業的角度，來呼應賴教授的心聲。

本書〈病人在想什麼，醫生知道嗎？〉章節中，賴教授因一位癲癇症病人的啟示，體會到「一位醫者有多少時候誤解了病人或家屬的心意，而在雙方沒有交集的情形下，一廂情願地以為自己盡了最大的努力，卻沒有真正了解病人心裡在想什麼。」無論醫師或護理師，常認為自己給病人所做的或所勸告的，一切都是以病人的福祉為念，但有時病人卻「不合作」、「不聽勸告」。醫師很忙，門診、住院病人查房、開刀、教育醫學生等等，要坐下來傾聽病人的心聲，了解他的感受、想法、人生觀、價值觀、意義觀，是件很奢侈的理想。護理師也很忙，忙著做許多醫療常規：量體溫、脈搏、呼吸、血壓、打針、給藥、灌腸、導尿、換藥等等，上班時間跑到腿部靜脈曲張，吃飯只能兩、三口囫圇吞，在五分鐘內解決一餐，哪有時間坐下來了解病人埋藏在心中的心思念慮呢？若病人「不配合醫療照護」，則在病歷中的護理記錄，用「護理診斷」術語寫下「不合作」，就將責任全部卸除了。

賴教授書中有一章寫道：「原來時間是要自己用心去找的」。如果醫護人員能更「看病從心、謙虛為懷」、「將心比心、移情同感」，站在病人的角度與經驗去感同身受，則「同感尊重」並不需要花費太多額外的時間。例如護理師可以在換點滴藥瓶時，從病人非語言的臉部表情及身體姿勢，敏銳地感覺到病人有身體上的不適，或心理上的鬱悶。這時以誠懇的態度輕聲探問：「您好像很不舒服，或是有煩惱壓心頭？可以告訴我為你分擔嗎？」病人可能就會訴說他的問題或需要，而我們才得以助他解決困難。

賴教授在書中指出，醫師們做「案例討論」時，不應只是討論病理、診斷、檢驗、治療等的「科學面」，也要加入「人文關懷」，如病人與家屬的感受與想法。這一點在護理專業尤是，護理的本質就是「照顧人」，護理師在整個醫療團隊的討論中，應該是最能提供「人文關懷」的訊息者。住院病人二十四小時在旁的只有護理人員，也只有他能看到病人全天內的身體與心理變化，以及與家人親友互動的情形。護理師將重要的訊息提供給醫師，使醫師作為更精確的診斷與治療的依據。護理師是與醫師一起並肩作戰，戰勝疾病的「戰友」；一起維護民眾與病人健康的「盟友」；以及若死亡無法避免，則是同時陪伴在臨終病人床邊，協助病人善終，家屬善別，並送病人一程，順利進入永生或來生的「道友」。

近三十年來，我從事安寧療護的志業，親見無數病人遭受疾病的摧殘，身體上痛苦的折磨；情緒或心理上承受各種煎熬，如：孤獨、恐懼、慌亂，或恩怨情仇與愛恨糾葛的纏繞；以及靈性上的生命無意義感、罪惡感、荒謬感、與絕望。不只是病人陷入痛苦的深淵，親屬的不捨、痛心、哀傷等，也同樣需要醫療團隊的協助與支持。三十年來我與醫師們一起哭，一起笑，因著彼此扶持而度過艱難；彼此分享而成長、充實、成就感、與滿足感。彼此分擔而能減輕壓力與挫折，再度裝備能量，繼續走前面的路。醫護人員不只為「病人做什麼」（doing for），同時也與受苦的病人和家屬「共在」（being with），與他們存在性地相連結。這才是醫護專業的真諦。賴教授在書中好多次提到「眼淚」，如「課程裡的哭」、

「醫學路上的淚水」、「淚流滿面」等，特別令人感動。這樣一位德高望重的名醫，卻有著俠骨柔情，他的眼淚是他「人性化醫療照護」的寫照。

賴教授這本書是寫給醫學生與醫師讀的，但是我認為對所有的護理人員和護理學生都是一本「生命教材」。一位好醫師與好護理師應有相同的特質，正如賴教授再三叮嚀者：「對人類受苦的敏感度」、「整合科學與藝術」、「要多讀書，不只是專業的書，還要讀人文的書」、「永遠不對病人及家屬說『我已經沒有辦法幫忙你了。』而是永遠要給病人及家屬希望，且說：『我總有一些可以幫忙你的地方。』」、「要將自己想像成是這位病人或者是他的家人，將心比心，同心共感。」、「不是穿上白袍（或護理師制服），病人與家屬就會尊敬你，尊敬是要你用努力盡心的態度去贏取的。」等許多的金玉良言，都一體適用於護理專業。

賴教授在書中引用美國醫學教育家奧斯勒（William Osler）教授所言：「如果醫學只是讀教科書，但沒有實際看病人，這就如同只是看地圖，但不出門一樣。」這段話對台灣的護理教育更是警語。因為台灣許多護理老師或行政主管，極端缺乏臨床經驗，沒有親自照顧病人，如同只抱著地圖，卻足不出戶。如此「紙上談兵」地教導學生，或管理下屬，會使得臨床的護理品質堪慮。同時用心栽培明日的好醫師與護理師，是提升台灣醫療品質的關鍵要素。賴教授接掌教育部醫教會的常務委員，也與黃崑巖院長一樣重視護理教育，相信在他的領導之下，不只醫學教育，連護理教育也會一起改善。

從本書中，不但體會到賴醫師是性情中人，更感受到他對社會強烈的使命感。他從習醫、從醫中體驗到如何做一個好醫師，並殷切培養下一代年輕醫師。他更從照顧自己的母親及百歲老父親中，使「無法避免的考驗，化為有意義的生命經驗」，並將所有刻骨銘心的生命經驗，昇華到社會教育的層面。他除了演講及教學外，更勤於筆耕，在報章雜誌上不斷寫文章，斧正社會不良習氣。他在回台灣短短的十餘年中，整個醫界幾乎沒有人未聽過他的演講或讀他的文章。我常常將他發表在報上的文章作為學生的講義。如今，他將部分大作集結成書，可以珍藏及重複閱讀，相信可以發揮更廣更深遠的影響。

最後感謝賴教授不棄，囑我為他的大作寫序，恭敬不如從命，我惶恐接下，真有「狗尾續貂」之感。只是作為一個護理老師，我要推薦此書給全台灣的護理人員與護理學生閱讀，相信讀者必能從中汲取生命的滋養與智慧。

*作者為國立成功大學醫學院護理系教授、台灣安寧療護推手

推薦序

# 當老醫生珍愛一個布玩偶

王志宏

與賴其萬教授的認識是始於二〇〇〇年他第一本書的出版，是時，他將在國外行醫的經驗，為文集結成《當醫生遇見Siki》一書，而《經典》恰好將之選為當月推薦書。

Siki是源自美國新墨西哥州的印地安語，是「我關心你，你也關心我」的意思。

實際上，當時就發現到他的字裡行間，充滿著很難在他人身上發現的一種迷人筆觸與特質。怎麼說呢？一來，賴教授他是長輩；二來，他是一名醫生；第三，他當時是慈濟大學副校長兼醫學院院長；這三種身分如果重疊在一起，儼然該是一種岸然道貌再加高不可攀的權威之三次方。也因此對他的文章與書，預期上總覺得應不脫如同嚼蠟般的論文形式，或是八股之類的說教文章。實際上，也因為存著這種預期的刻板印象，讀起他的文字反而是不斷地驚訝與驚豔！

他的文章對我來說是一種解構的與新生的綜合體，一種原來醫生也是人、原來醫生也會犯錯的懺情救贖。但當中最最吸引我的則是醫生與病人的感情（或稱醫病情）描述。這在當時我們認為醫生是不苟言笑的、是專業的、是冷漠的、是沒有時間的——我們每個人都有看病的經驗，上述的結論是每次與醫生通常對話不到二十秒的數十年經驗而得來的——突然，賴教授給了一本書的厚度來說明，一種深情式的娓娓道來，一種超越付錢看病、看病收錢的一刀兩斷醫病模式，沒有道理不讓我的職業本能輕易地嗅出對他的冀求。

哈！他還不知道他已贏得了在《經典》開專欄的權利。

如果以每月專欄的方式半強迫賴教授將他行醫與教學的心得吐納出來，那對《經典》的讀者來說，不啻是重新認識原本高高在上、惜話如金的醫生，到底如何看待自己的職業？同時在課堂或臨床上的教學如何培養新一代？而更重要的是，當自己成為病人時，如何與一位醫生來好好對應？【杏林筆記】專欄就在當初的種種思緒中孕育而出。實際上，賴教授也終是答應了這個要求，如此一寫十年不綴。

與他之後的通訊不是電子郵件，就是電話。而我們往返的內容總是不外乎他看了哪本好書，他看了哪段文章，他極力推薦我應該讀哪幾本書等等，我的專欄作者可能把我當成他的住院醫生來訓練，當然，也拜他推銷之賜，我也被迫讀了諸如《白袍》、《Mountains beyond mountains》等一直未曾涉獵的西方人文醫學楷模書。

賴教授勤於筆耕，有多次更發現，他的稿子是在出國開會的飛機上完成的，他可是永遠準時交稿的作者。

這麼多年的合作，只有兩次，他要求《經典》編輯部僅只兩次。一次，他寫到一個病患送他的布偶，他一直珍藏在桌上，為了搭配主題，那次他委婉地要求攝影師去拍照，但無論如何是以布偶為主角。第二次，這個感性的教授醫生，在某天清早打電話給我，說他不小心（我解讀成蓄意）將一篇原本設限在一千五百字內的專欄，寫了三千多字。原來是他知道彰基醫院的「英籍台灣人」蘭大弼醫生，在英國過逝的消息，有感而發熬夜寫完。然後含蓄與拐彎抹角地問：「可否全文照登？」《經典》不僅全文照登，還擴大篇幅。原來，與蘭醫師雖僅有幾面之緣的賴教授，在心裡一直視蘭醫生為他的啟蒙恩師，他至情至性的文章，細說著一代良醫如何以外人身分為著台灣人犧牲奉獻，一個醫生追憶另一個醫生的醫德，著實令人動容，讓一篇原本一頁左右的專欄，創紀錄地編了十二頁。

當然，不用說，【杏林筆記】專欄是相當成功的，教授拿到了競爭非常激烈的金鼎獎最佳專欄寫作，並且今年也再度入圍。但令我不平的是，他一直以為幫《經典》寫專欄是志工的行為（意謂無稿酬），直到他因獲獎打算宴請《經典》同仁，經師母的提醒才發現我們每月準時匯入不錯的稿費。我一直懷疑，如果他早曉得有稿費，會不會早幾年就得到金鼎獎？

對了！他還要求我幫他寫序，這對我來說就是惶恐了，要幫一個長輩，又是醫生又是學者等權威三次方的身分寫？我何德何能？但我曉得，他說我是伯樂，那我一定得稱譽一下千里馬。

這位亦師亦友、謙沖自牧的醫生教授，除了寫出一手好文章外，勇於自省、擇善固執、好學不倦等等，這些諸多形容的語彙，放在這位性情中人身上絕對是再恰當也不過了。而這本書的出版，我想對曾經向隅其專欄的讀者可是一大福音，我尤其慶幸在台灣這個轉型時期上，有他在醫療人文的軟實力上孜孜不倦的深耕厚植！

＊作者為經典雜誌總編輯

自序

# 漫步杏林的沉思

賴其萬

一九九八年我回國參加慈濟醫學院的行政與教學工作，正好趕上《經典》雜誌的開創，爾後《經典》也為我回國後出版的第一本書《當醫生遇見Siki》刊登一篇圖文並茂的〈經典書摘〉。二〇〇一年我離開花蓮搬回台北就近照顧九十多歲的老父時，《經典》總編輯王志宏先生邀我為《經典》撰寫專欄，受寵若驚之餘，竟然不自量力地答應下來。當時心想我在行醫生涯經常會接觸到許多感人的軼事，希望能有一個專欄可以幫忙我保留下這些記憶，就因為這樣的動機，我決定以【杏林筆記】來命名這專欄。想不到一寫就快九年，而當初始料未及的是因為每個月都要交稿，不知不覺使自己對周遭的觸角變得更為靈敏，而隨手記下的三兩個字在夜深人靜的書房裡，就會喚醒我白天的感慨，而有機會將差點流水無痕的心靈衝擊化為文字，同時在執筆的過程中，也幫忙了我更加深了解自己與周遭環境的互動。

幾個月前志宏兄打電話邀我考慮將這專欄的文章集結成書。當我刪除了幾篇已收集在自己過去出版的文集之後，發現還有足夠的篇幅可以出書。接下來的工作就是要細想如何將之分類。這時我正好看了一篇以敘事醫學（Narrative Medicine）著稱的哥倫比亞大學醫學院內科教授麗塔・霞瓏（Rita Charon）醫師的一篇文章〈敘事醫學：同理心、自省、專業與信任〉。她提到醫生需要經常思考「病人與醫生」、「醫生與自己」、「醫生與同儕」、「醫生與社會」，於是我就試圖將這幾年在【杏林筆記】的文章分別編列於這幾個主題下，結果發現自己這幾年的思考與感觸也正好都在這幾個方向打轉，倒是因為回國以後，投入醫學教育遠多於看病，因此與學生、與住院醫師這些「學醫者」的互動遠超過與醫師同儕之間，於是我的這本書就以這四個單元「醫師與習醫者」、「醫生的自省」、「醫生與社會」、「醫師與病人與家屬」和讀者見面。

在校對這些文稿時，有些早已褪色的記憶又湧上心頭，這才意識到自己的看法也隨時間有些微妙的轉變，但由於書中文稿的排列並未按照時間，所以這種細微的演變可能也不容易為讀者所覺察，但卻給自己一個很好的自我省思的機會。

為了使這本書更加生色，我邀請三位我所景仰的先進賢達來幫我寫序：在台南行醫多年的韓內科韓良誠醫師是高我九屆的台大醫學院學長，家學淵源而又虛懷若谷、勤於自省的他，是我最景仰的重視醫病關係的典範；成大護理研究所的趙可式教授是我最欽佩的護理界大師，她對醫護學生的教學熱誠以及安寧療護的投入是大家有目共睹，而更重要的是在我與她的多年互動中，使我深深領悟到醫護之間彼此尊重對方的專業是提高照護品質的關鍵；《經典》總編輯王志宏先生讓我有機會利用【杏林筆記】保留下我的珍貴記憶，也使我重拾年輕時勤於筆耕的習慣，這位「伯樂」使我這脫韁之馬有機會在文學的草原上學會奔馳，我由衷地感激。同時我也在此謝謝《經典》的潘美玲小姐及其他工作人員，以及我非常敬業的祕書陳妙然小姐過去幾年的幫忙。最後我要感謝我的終生伴侶張燕惠醫師幾十年來無怨無悔的支持與鼓勵。

# 目錄

**醫師的自省**

**醫師與病人與家屬**

# 醫師與習醫者

# 告知病人實情對嗎？

最近一位友人從美國寄給我一篇剪報：〈實情不見得永遠是最好的藥〉。這是一篇倫敦帝國大學理工醫學院的醫學倫理專家──索科爾（Daniel Sokol）博士所寫的文章。

他說，我們醫生常常騙人，明知打針會痛，卻安慰病人說不會痛，我們父母也都說謊，跟小孩子講，聖誕老人會從煙囪下來，卻不覺得說這樣的謊有什麼不對；所以，要告訴病人不好的事情時，也要看病人的文化背景和周圍環境而定，說謊不見得就是要不得的壞事。

他引述十九世紀時，影響美國醫學倫理至鉅的英國醫生湯瑪斯．皮西瓦（Thomas Percival）曾說過的話：「一個病人的生命不只會因為醫生（不對的）行為而縮短，也可能因為醫生所講的話或態度而縮短。」

索科爾博士舉例說明，不同文化對於向癌症病人據實以告與否，有不盡相同的看法。比如說希臘或義大利人，一般都認為壞消息對病人有害，而選擇不對病人實說；西班牙癌症病人也只有百分之三十被告知有癌症；在日本安老院裡，家屬的意見也常凌駕病人的意願，因此告知病人實情的風氣較其他國家為慢。美國納瓦荷（Navajo）族印地安人認為，一個人的語言和思想可以改變現實，進而影響他的將來，因此，他們認為不應該與病人討論不好的消息，進而影響他們康復的機會。

索科爾認為，醫生唯有透過仔細的思考，才能在「病人的自主權」與「病人的利益」之間取得合理的平衡。果真兩者無法達成協調，則應以病人利益為中心，作為最高指導原則，而選擇適度的犧牲病人自主權。

這是一篇有力的好論文。不過我想，告訴病人有癌症，並不等於是棄絕他們的希望，最重要的是不管如何據實以告，一個好醫生一定不能夠忘記，要留給病人一絲希望。善意的謊言可能會帶給病人活下去的希望，這是醫生不可不具備的修行。

時代在改變，台灣社會對於死亡，以及對疾病的觀念也正在轉變。最重要的是，我們要讓大眾對人生所不能避免的死亡坦然以對，而後才能在自己最後的有限人生，好好過個有品質的生活。當每個人都有這樣的修養時，醫生就不會遭遇到「以病人為中心」或「尊重病人的自主權」的衝突矛盾。

在我的心中，最理想的好醫生就是能隨時改進自己、教育自己，取得最新的知識，並且有能力與病人溝通這種難以啟齒的話題。

# 斯人也而有斯疾也

二〇〇六年十月二日下午，忽然傳來和信醫院前內科主任林毓萌醫師過世的噩耗。當我趕到加護病房，看到林夫人與他們的兩位兒女都陪在他身旁，雖說我們都知道這是遲早要發生的事，但在向他的遺體深深一鞠躬後，我再也沒辦法控制住自己的情緒，匆匆回到辦公室沉思良久。

林醫師是肝癌的專家，在一年多前被發現肝癌，並且已有肺轉移，這期間我常會想到他，就會發出「斯人也而有斯疾也」的感歎。

身為醫師，深知一旦自己生病，總會往最壞的可能性想，尤其是當所得的病剛好是自己的專長時，最是難以面對。我常自問，我能像他那般瀟灑地應對別人同情的眼神嗎？我能像他那般勇敢地接受各種化療，而不放棄希望嗎？

這幾個月來，我一直期待奇蹟的出現，因為看著這位肝癌專家親身試過這麼多種的治療，而仍不屈服於命運，繼續勇敢地要求嘗試新的治療，令我不禁想起，古柏曼（Groopman）醫師所著《希望：戰勝病痛的故事》（The Anatomy of Hope）第三章〈希望的權利〉（The Right to Hope），其中所提到的病理學葛力奮教授。

身為研究胃癌的專家，葛力奮教授卻發現自己竟然得了末期的胃癌，他以其專業的直覺，認為自己唯一的希望就是使用毒性較大的化學療法，因此放手一搏。作者看著這位教授接受化療以後，身體日益衰弱，心裡非常不捨，但後來他居然成功地戰勝了癌症。

而十幾年後在與作者談起他的堅持時，葛力奮教授表示：「我對自己的病瞭如指掌，我有權利自己選擇要怎麼做。……說實在的，我也沒指望我的病會好，不過這是我唯一的機會。我非常想活下去，因此我得拚下去。然後，我才能告訴自己，我已經盡力了，能做的都做了。這樣才能了無遺憾。」

這也使我想起這本書的作者引用了十九世紀的波士頓醫師、詩人和散文家霍姆斯（Holmes）的話：「小心，不要剝奪別人的希望。」（Beware how you take away hope from another human being.），而提出「面對絕望的病人，醫師千萬不可像個高高在上的法官，宣判病人只有多少時日可活。儘管病人知道自己死期不遠，醫師也不該這麼做。」

「我慢慢才了解，病人做的選擇並不簡單。我該讓他們對自己的疾病有更多的認識，也讓他們有選擇的機會。就像葛力奮說的，即使身陷絕境，也不失去希望，那是選擇用自己的方式活下去。這是人類精神堅苦卓絕的一面，所謂的奇蹟也才有機會降臨。」

林醫師正值英年，照顧過無數的病人，也栽培了許多優秀的內科醫師與醫學生；有些人親口告訴我，他們認為，林醫師是和信治癌中心醫院講究臨床醫學教育與醫療品質最貼切的老師。雖然我很遺憾，像葛力奮教授的奇蹟並沒有發生在林醫師的身上，但我非常慶幸的是，林醫師自從發病以來，前後嘗試了各種新的治療，一直沒有放棄希望，而他面對疾病與死亡的態度，給了大家最發人深省的「身教」。

最後我謹在此抄錄一段十九世紀初德國詩人席勒（Schiller）歌頌「希望」的詩，與大家分享我們對「希望」應該持有的態度：

希望引導著人們進入生命；
它在快樂的稚童周圍飛躍，

它使年輕人著迷於它的魅影，
但它並不隨著老人一起入土。
因為當勞碌的一生到達終點時，
墳上仍然樹立著希望。

當我們到墓園看看墓碑上所刻的話，我們就會發覺「某某某在此安息」許多這樣的字眼，不正是躺在墳裡的人所表示的希望嗎？本來開始寫這篇文章是充滿哀思，而頻歎「斯人也而有斯疾也」，但當我快寫完時，突然悟出林毓萌醫師在離開人間所遺留下來的，就是與醫師詩人霍姆斯一樣的話：「小心，不要剝奪別人的希望。」

# 激發醫學生的愛心

最近我看了一本書，英文名字是《When Invisible Children Sing》，中文直譯是《當看不見的孩子們唱歌時》，作者是一位在美國出生的台灣子弟黃至成（Chi Huang）醫師，在哈佛大學醫學院畢業前申請延期畢業，而在一九九七年八月至一九九八年六月跑到南美最窮的國家波利維亞，為當地一些流浪街頭、無家可歸的孩子們服務。

在白天裡，他負責照顧兩所孤兒院裡的五十個男孩與二十個女孩的健康問題，而每天晚上他都坐計程車到市區的危險地帶照顧夜間無家可歸、流竄街頭的孩子。書中描述他如何讓這些從來沒有享受過人間溫情的孩子，從最初懷疑、拒斥的眼光，到因為他的關愛而感動，最後能坦誠對他抒發心內的癥結；並且在他們有需要醫療照顧時，主動前來找他幫忙。

他書裡詳述了幾位流落街頭的小孩子們的悲慘世界，最後他說最主要的目的並不是要讓讀者聽到他個人為這些小孩子做了些什麼，而是要借給讀者們他個人的眼睛，讓讀者能夠看到這些小孩子。在書的最後，他寫說自從二〇〇一年以來，「波利維亞街頭小孩計畫」在世界各地的捐款及人力的支持下，開始成立小孩收容所，而他本身畢業後完成住院醫師訓練，目前就職於波士頓大學醫院小兒科，一年至少有一半的時間仍繼續在波利維亞為這些最窮國家裡最窮的人服務。

由於作者的父母均來自台灣，使我讀完這本書以後，不覺深感與有榮焉。更值得一提的是，美國當今人文醫學泰斗、哈佛大學兒童精神科教授柯爾斯（Robert Coles）為這本書寫序，對他極盡推崇，認為他是堪為表率、敏感、有能力，一位能夠超越地理、國界與社會階級的好醫生，關心遠在南美的街頭小孩，而為他們做了這麼多事，實在非常難得，這種義行堪與史懷哲醫師為非洲的貢獻相比擬。這種讚譽出自柯爾斯醫師之口，真是無上殊榮。

另外，最近應醫學生的邀請，前去聆聽台大醫學院與陽明大學醫學院學生在暑假中，到印度的西藏難民區進行服務活動，而傾聽他們的報告以及觀賞實地拍攝的錄影帶，真是心靈的享宴！

最使我感動的是，有位同學報告說，他們在訓練小喇嘛的學校，認識了兩位聰明伶俐、眉清目秀的小喇嘛。她忍不住問其中一位，「你們兩位哪一位比較聰明？」想不到孩子們的回答居然是，「我們從來沒想過這個問題，他是他，我是我，我們各自有不同的人生看法。」

學生很感慨地說，這些喇嘛從小就自我追求人生的意義，而不像在台灣的教育，使我們無時無刻不在「競爭」。能夠進入台大醫學院醫學系的同學，相信過去幾年都是在層層的鬥爭下，過五關斬六將才考入台大，看到旗鼓相當的人，直覺就想到如何才能夠斬將過關，而聽到這麼小的孩子講出這番道理，她頓感羞愧。最後她引用了一首已不記得從哪裡抄來的詩來結束他們的演講會：

做自己不想做的事又覺得很煩，那是痛苦
用快樂的心做不屬於自己的事，那是智慧
做自己想做的事卻又很無奈，那是不夠知足
可以用快樂的心做自己想做的事，那叫幸福。

看了這本書、聽了這些醫學生的報告，這種由服務他人所得到的喜悅，使我感動不已。看到哈佛大學過去培養出幾位這種學生，比如最近以中文版介紹到台灣的《愛無國界》（Mountains Beyond Mountains）的法默（Paul Farmer）醫師、金辰勇（Jim Kim）醫師，以及這位黃至成醫師帶給我對醫學教育的啟示，如果我們希望在台灣培養更多有愛心的醫療工作者，除了用心塑造醫學院校師生讀好書的人文風氣以外，更應該邀請一些身體力行從事服務的有心人士到學校現身說法，以他們的實際經驗來激發、引導以及播種醫學生的愛心，使每一位醫學生都有機會在畢業前接觸到這種服務的喜悅，而成為《經典》雜誌總編輯王志宏先生所說的，做一件「一輩子想起來都會笑的事」。

# 良醫的孕育

在一次醫病溝通團隊的會議裡，一位年輕的主治醫師提出令他非常沮喪的個案：一位六十九歲的男性病人，在第六次使用健保不給付的昂貴化學治療劑注射時，突然發生全身發癢、發紅的過敏現象。當時醫護人員趕緊停止注射，同時也即時處理，而未有大礙。想不到病人的兒子一口咬定是醫護人員打錯藥，因為過去打一樣的藥並沒有這種現象，而造成醫病關係十分緊張。

事實上根據文獻報告，少數病人在打這種藥劑幾次後會發生過敏現象，但家屬非但不了解這情況，還認為已經自費使用這麼多次的注射，希望繼續完成整個療程，但要求醫生能夠「保證」不會再發生這種現象。這位主治醫師費盡口舌，告訴家屬一旦這種過敏現象發生，再發性很高，所以不宜再繼續，但家屬就是無法接受。

當這位主治醫師要求社工與家屬解釋時，他們認為醫師推卸責任，而醫師要求他們簽同意書，以繼續接受他種治療時，家屬竟指責醫師不負責任；最後醫病之間竟無法溝通。有一天門診時，家屬又與這位主治醫師爭吵起來，並有暴力傾向，最後主任出面與家屬及病人談了兩個多小時，從此這位病人改由主任負責。

這位年輕的主治醫師告訴我們，他最大的委屈是當他以尊重病人的自主權為原則，告訴病人及家屬治療的各種利弊，以幫忙他們做決定時，竟然遭受「逃避責任」的指控，真是情何以堪！

主任安慰他說，當天他們所以會爭吵，主要是因為這位主治醫師早上已經看了很多病人，而且還有病人在等，同時家屬敵對的態度使他很心急，以致彼此關係越來越僵。她認為她之所以能夠成功地與病人及家屬溝通，最主要是因為當天沒有門診的壓力，而且事前也與社工人員討論過，因此對病人的情形已有很好的掌握。

接著一些資深的主治醫師紛紛表示意見，認為在這種醫病衝突，尤其一方有暴力傾向時，第一步就應該要冷靜下來，不要一味地做防衛性的爭辯，應該將心比心地站在病人或家屬的立場，傾聽病人的心聲；如果有必要，也不妨對所引起的誤會道歉，才有雙贏的機會。這位年輕主治醫師告訴大家，他所關心的是經過這樣的衝突以後，他實在不知應該如何繼續照顧這位病人。

這也使我想起自己過去的慘痛經驗。一位因為癲癇控制不太理想的病人，在我再三勸告之下，終於住進醫院，利用閉路電視長期腦波紀錄來捕捉他發作時腦波的變化，以決定是否能以開刀的方法，將癲癇發作的病灶以外科手術治療。

想不到在藥物減少時，病人竟發生一連串的大發作，最後我們不得不使用全身麻醉，使病人幾乎一星期的時間處於幾近腦死的地步。在那期間，病人父母對我非常不諒解，認為病人因為我「小題大作」，才會演變成這樣昏迷不醒。後來病人在醫護人員的悉心照顧下，終於慢慢痊癒，而我與家屬的關係也逐漸改善。

然而最近耶誕節回到美國與家人重聚時，大兒子告訴我，有位病人家屬由電話號碼簿找到他的電話，問他是否與我有關係，並留下號碼要我一定與他們聯絡。我也如他們所期待與他們通了幾次電話，闊別八年而念念不忘的人間溫情，也使我深受感動。我以這個經驗勸這位主治醫師，只要對病人有誠意，醫病關係是可能恢復的，而且有時反而會變得更好。

這次開會最令我感動的是，這位年輕的主治醫師最後居然主動表示，他反省當天的衝突原因以及比較與主任處理病人方式的不同，他承認自己並沒有像主任一般的沉著穩重。他當時氣急敗壞，說話很激動，可能說錯了話，而且動作又多，容易引起誤會。他說，「沉著穩重」的確是避免醫病衝突的最大利器。

看到這位優秀的年輕醫師由最初因為自己已經盡力而為，卻被病人與家屬批評得一文不值，而覺得非常「沒尊嚴」地失望與憤怒，到最後漸漸平息心中的不平，而對醫病關係有更上一層樓的自我省思，令我們感到十分欣慰。能為台灣孕育了能夠承受壓力、有善心、有能力的良醫，不正是從事醫學教育者最感欣慰的嗎？

# 不要火上加油、傷口撒鹽

二〇〇七年初看了一位癌症末期的病人，談話中病人與家屬述說了許多心中的懊悔，病人坦承自己在癌症診斷以後，驚恐萬分而開始四處求神問佛、找尋各種民俗療法，因而浪費了一年多的關鍵時刻，目前已是病入膏肓。他們所發出的憤怒與懊悔，不禁使我想起一年多前，有一次在教學回診，與實習醫師們的諸多討論。

記得當天教學回診，所討論的癌末病人是一位年約四十歲的單親母親，心中非常不捨在國中念書的獨生女兒。她告訴我們，她心中最不能原諒自己的就是當初沒有聽從西醫的勸告，即時接受進一步的檢查、開刀、化療。她對自己花了快兩年求神問卜、嘗試各種民俗療法、針灸、中醫，延誤了自己的治療，而瀕臨生命的末期，深感懊悔與憤怒，我聽了以後感到非常同情，忍不住告訴她我的想法。

我說，其實我們做醫生的，有時候也會看到我們醫學上沒有辦法解釋的現象。有些病人一開始就非常認真地與醫生合作，接受我們認為科學經驗裡最好的治療，但病情就是一直壞下去，終於回天乏術。所以我很坦誠地對她說，當年如果她一開始就聽從醫生的勸告而接受西醫治療，我們也不敢保證，她今天就一定比現在的情形更好。但反過來說，我們有時也會看到我們以為沒有希望的末期病人，卻在醫護團隊的悉心照顧下，奇蹟式地康復，所以我們都不輕言放棄。

醫學就是這麼一門具有不確定性因素的科學，因此我們常說，醫學是一種藝術與科學的結合，而不是純粹科學。也因此，醫者一定要謙虛，因為醫學依然還有許多無法解釋的現象，而病人也不要那樣地懊惱後悔，因為當初如果採取另一條路，也不見得就一定會比目前情況好，所以與其自怨自艾，不如以平靜的心情，接受不理想的現況，而不要放棄可能發生的奇蹟。

我走出病房時，病人與家屬都非常感激，但回到教室裡，有些實習醫師與醫學生對我與病人及家屬的一席話，不表贊同。有一位實習醫師主動問我，為什麼不好好利用這機會對這種病人與家屬做衛教，告訴她這種延誤所導致的後果應該是可以避免的。他認為我不應該用這種「似是而非」的說法，助長她與家人錯誤的看病就醫態度。他一本正經地說，我不應該錯過這最好的機會教育，我應該強調當初如果她早點回來看的話，就不會演變到今天這種情勢。

我很高興看到這位年輕醫學生對醫療的使命感，以及對病人無法及時就醫造成這種後果的不捨。但是我也好好把握機會給這些學生上了一堂我的「病人學」。病人為癌症所苦已經十分令人同情，今天在這種時候，還對病人的行為做這種嚴厲的指責，這種所謂的機會教育真的幫了病人與家屬嗎？對家屬而言，相信他們內心也有很多的不捨，而在此時如此責難，徒自加深他們當初不能及時勸阻病人的罪惡感。何況我告訴病人的也是事實，因為我們的確也看過有些病人不論如何努力治療，還是無法逆轉病人的厄運。

我認為在病人已進入癌症末期，與其還要指責他們的不是，不如以這種雖然少見，但卻是事實的「所有治療都一樣沒效」的特例，來舒緩病人的自責，而最後我們更不能忘了告訴病人，我們也曾看過一些醫學上偶有耳聞，但無法解釋的奇蹟——已經癌症末期的病人，竟然慢慢康復過來。

在病人目前這種情況下，我相信，這樣對病人與家屬的一席話，就是站在

「以病人的福祉為中心」的醫療理念下，所做的最合理措施。

毫無疑問，每個醫生有其行醫的藝術。有人也許認為應該好好把握機會來教育病人及其家人，但我倒以為，當下最重要的還是以病人為中心，盡量紓解他肉體的痛苦與心靈的悔恨。然而做一個醫生，勸導民眾正確的就醫行為，確實是義不容辭的社會責任，但這也要看場合來決定教育的內容，這種拿捏就屬於藝術的範疇了。基於醫學倫理的「首先不要加害你的病人」（First Do No Harm）的原則，當生命末期的病人後悔未能及早就醫時，我還是認為不宜火上加油、在傷口撒鹽。

# 醫生總有能夠幫忙病人的地方

二〇〇七年四月中旬到某大學醫學院附屬醫院做臨床教學時，住院醫師提報一位罹患運動神經元疾病的中年男人，就是一般所稱的「漸凍人」。這種病主要因為脊髓及腦幹的運動神經元細胞開始退化，而引起全身肌肉萎縮無力、發音不清、吞嚥與呼吸的困難。這位病人在短短一年之內，由健康的中年勞工變成吞嚥困難、常常嗆到氣管，以及說話咬字不清，有時得要用寫字代替，並且全身肌肉也都相當嚴重地萎縮無力。

在住院醫師報告病史後，我與住院醫師向醫學生講解這種疾病的神經學、解剖學以及臨床症狀的關係。我告訴這些年輕的學子們，「今天我們所要進去看的，是一位看來沒有什麼可以有效治療的病人，但是我希望大家能夠在稍後我與病人、家屬的交談以及檢查之中，找出我們仍能幫忙的地方。」

等到我們進入病房以後，我發覺這位病人肌肉極度萎縮、臉部兩邊的太陽穴都凹進去，看來十分地虛弱；很難聽得懂他講的話，甚至吞嚥困難、四肢無力。在檢查過程中，我也詢問病人以及家屬，他們對這種疾病的看法。

談沒多久，病人就哭著說，他年輕時家裡經濟困難，小學念完就外出工作幫忙家計，所以他一心希望可以栽培兩個女兒進大學。沒想到一年沒有工作以來，家裡經濟拮据，他非常擔心將來兩個女兒的教育問題，與太太兩人為此唏噓不已。

病人與家屬看來非常忠厚誠懇。太太說先生非常孝順，以前上班時，總是每天一早先去看父母，下班後也都是先去探視父母才回家，但現在一方面因為日漸衰弱而不敢再去，怕他們看了會傷心，另一方面，也擔心父母會因為他的久未問候而胡亂猜疑。

經過與病人及家屬懇談以後，我們就回到了病房的會議室，我作了一些神經醫學上的討論，以及聽取住院醫師報告進一步儀器檢查的結果。回過頭來，我要求學生回答，我們真的都沒有辦法可以幫忙這病人嗎？

想不到一位醫學系六年級的女學生自告奮勇舉手。她說，她會找機會與病人的兩位女兒見面，希望知道她們是不是有上大學的意願；如果有意願，是否能考慮用半工半讀的方式，白天上班晚上上學。她說，她會建議這兩位女兒找機會與父母談談她們自己的心願與想法，相信這將能有效解除病人心裡的壓力。

聽了這句話，我心裡真有說不出的感動。當我們醫生看到醫學上沒有辦法治療的病人時，有些醫生雙手一攤，告訴病人說，「我已經沒有辦法幫忙你了。」事實上，這是非常殘酷的。

這些醫生認為，不願意浪費病人的金錢、時間，所以要告訴他們實情，讓他們「死了這個心」，而不要再四處尋求奇蹟。有的醫生認為，自己應該利用有限的時間，幫忙可以治療好的病人，而不要花時間在這種「徒勞無功的工作」上。

這就讓我想到，英國臨終關懷醫療巨擘桑德絲（Dame Cicely Saunders）醫師，她曾說過的一句話：「我們最重要的工作不是要延長多少的生命，而是要讓剩下來的生命有優良的生活品質。」而這也正是美國醫學倫理大師卡撒爾（Eric Cassell）醫師在他的著作《受苦的本質與醫學的目標》（The Nature of Suffering and the Goals of Medicine）當中特別提到的觀念：「我們醫生永遠可以找到能夠幫忙病人的地方。」

身為一位醫學教育者，對於培育年輕一代的好醫生，並不只是教導一些書本上可以學到的知識與技術，更重要的是，在適當的場合啟發學生思考，「我們還有什麼可以幫忙病人的地方？」這也使我不由得想起過去有許多病人，因為我以為自己再也無法幫忙他們，但只是耐心地傾聽他們一些與醫療或藥物沒有關係的事，後來竟然發覺病人因為這樣的關懷而感受到安慰、滿足。

的確，我們需要讓醫學生了解的，就是用心去找到我們可以幫忙病人的地方，唯有透過這種真誠的關心，才有機會真正做到全人的照顧。

# 灌輸希望的藝術

前一陣子，到某大學醫院做教學回診時，住院醫師介紹了一位十四歲國中女生的案例。這位患者在十幾天前兩腳發麻，開始走路無力，而後，右眼視力逐漸模糊，接著連左眼也開始出現問題，住進醫院之後，經過幾天的類固醇治療，症狀已幾乎完全消失。

接著，我們討論了她最可能得到的疾病「多發性硬化症」（Multiple Sclerosis）的相關醫學診斷，與治療的各種科學知識，而後，我們一起到病房看這病人。經過一番寒暄，病人告訴我，她目前是國中三年級的學生，十分喜好運動，是學校籃球校隊，看起來是一位非常開朗、樂觀健康的女孩子。

我對她做了身體檢查，結果已經看不出住院當天所呈現的各種視力、運動、感覺的問題，不禁為她感到高興。做完檢查，我恭喜她康復得這麼神速，想不到她與母親卻滿臉愁容地告訴我，「但是醫生告訴我這種病會再復發，我這麼喜歡運動，萬一將來有一天，我不能再跑再跳，那到時候，我該怎麼辦呢？」說完後母女兩人都淚眼盈眶。

我坐下來，聽聽她們對這種病到底有多少了解。這時，我才發覺她們這十幾天來四處尋醫，都一直不得其門而入，幾經周折進到了這大學醫院，才有神經科的專家醫師根據病情，判斷「多發性硬化症」是最大的可能，而且除了安排一些必要的診斷檢查以外，並即時開始使用類固醇進行治療，而隔天患者就開始注意到視力有顯著地改善，再沒幾天，就已經能夠下床走路。

但醫生告訴她們這種病將來會再復發，而且醫學上我們也無從預防。看著這麼健康活潑的女孩子因為這幾句話，而在她原本燦爛的人生塗上一層深沉的灰色，真是於心不忍。

我告訴這對母女，「多發性硬化症」對於某些病人來說，確實是會再復發的，但我須強調的是，這種病在美國遠比在台灣來得多，而我在美國多年，看了不少這種病人，這種病的「將來」（醫學上所說的「預後」——Prognosis）是很難預料的。

雖說有些人可能會復發，但也有些病人，終其一生，就只發作一次，因此在過去還沒有磁振攝影（MRI）、腦脊髓液的各種生化學檢查時，很多這種病都沒有被診斷出來。

接著我誠懇地告訴她們，在我行醫三十幾年裡，我的確看過一些病人只有發作一次，而後便一直都沒有再發生問題。看著這對母女破涕為笑的表情，我心中有說不出的快慰。

走出病房，我就帶著這群住院醫師、醫學生來到會議室裡，打鐵趁熱地給他們上了一堂如何灌輸希望的藝術。

我說，樂觀的人看到的杯中是「半杯水」，悲觀的人看到的卻是「半杯是空的」，的確，「多發性硬化症」的病人很多是會復發的，但在文獻上，以及我個人的經驗上，確實也都看過有些病人一生中就再也沒有復發的狀況。

因此我們不應該先告訴病人「半杯是空的」，相反地，我們做醫生的有權利也有義務，也要告訴病人與家屬各種可能，尤其是面對這種迄今都還沒有任何有效的預防方法的疾病，我們尤其需要對病人呈現「半杯水」的一面。

我也特別對學生們指出，時下有一些醫生故意要對病人與家屬誇張疾病可能發生的不好的一面，把萬分之一的可能都說在前面，以保護自己，這是對病人非常不公平的作法，所以行醫一定不能忘記將心比心，要用「同理心」（Empathy）來對待病人與家屬。

但我也不忘對這些年輕學子再三強調，帶給病人與家屬希望，固然是非常重要的醫術，但我們也切記，不可捏造不可能達到的幻相，而使可憐的病人與家屬因為不實的希望，而到最後反倒無法接受事實的真相。

所以醫療人員要不忘對病人與家屬帶來鼓勵與希望，但也不能罔顧事實，使病人「捧得高，摔得重」。

我對學生們再三強調，今天這個個案，我只是對事實做不一樣的切入，以「半杯水」取代「半杯空」的說法，但絕對不是謊騙，而這種「灌輸希望的藝術」正是醫生不能沒有的修養。

# 學醫路上的淚水

記得從前我曾以「醫生的眼淚」為題，提到學生問我容易流淚的人可以做醫師嗎？

我當時回答他們，「適度的多愁善感可以造就很多藝術家，也可以造就具有人文關懷的醫生。」

今天，我找到幾年前Dr. Nancy Angobb發表在美國醫學會雜誌（JAMA）題名為〈課程裡的哭〉（Crying in the Curriculum）的一篇文章，與剛進入臨床不久的幾位醫學系五年級的學生們，討論有關「學醫路上的淚水」。

作者說，她曾對一百八十二名的醫學生，在他們三年級（相當於我們七年制的五年級）學期結束時作調查，問說有多少人哭過，結果，一百三十三位學生回答至少在這一年裡哭過一次，三十位在差點哭出來的情緒邊緣，而只有十九位這一年都沒有哭過。

她仔細研究他們是為了什麼而哭，結果她發現有幾種原因：看到的病人讓他想起家人的遭遇；病人的情形使自己想到自己的遭遇；自己犯的錯誤使病人受苦的歉疚；看到病人並沒有接受到他們應得的待遇；或者是學生對自己的角色與責任未清楚了解而引起的挫折感。

今天參加討論這篇文章的學生，都是剛剛一個月前才走入病房接觸到病人的「新手」。當被問到有沒有哭過時，有幾位同學頗不以為然地表示，他們長大以後就從沒有在陌生人面前哭過。

不過在他們之中，倒是有一位女學生舉手進一步說明，「我們不能在病人或家屬的面前落淚，除非他們先哭。」

儘管如此，還是有一位男同學坦承，他幾個星期前在與一位癌症末期的病人深談以後，忍不住流下淚來；而病人與家屬卻反過來安慰他，使他深為感動，不過他一直都沒有與同學或家人提及這件事，因為他覺得不好意思。

接著，我舉了這篇文章中所提到的一位學生哭的經驗，來徵求大家的意見：一個長得很可愛的三歲小孩，被送到急診處的時候，幾乎已經毫無生命跡象了，結果，主治醫師居然告訴學生，這是練習插管急救的最好機會，所以要他們好好把握這良機學習。

這學生說，她一想到這小孩子的父母正在家屬等待區、焦慮地等待醫生是否能夠挽回這可愛的小生命時，她無論如何，也無法苟同這種趁火打劫的事，所以離開了醫院，在外頭找個空曠無人地方，嚎啕大哭了一場。

我問同學如果換作是他們的話，他們會怎麼做。有一位同學說，如果大家都以為這是千載難逢的學習機會，他很可能也會跟著大家一起做，但事後，一定會感到很不安，所以他覺得，這名學生能離開醫院到外頭大哭一場，倒是宣洩自己感情的好辦法。

在學醫的路上，師徒式的「有樣學樣」，看老師怎麼做、聽老師怎麼說就照做的教育環境下，最可怕的就是因為「盲從」，而喪失判斷力與良知。

所以學生們討論後，大家都同意這種拒絕同流合汙的哭，事實上是非常勇敢的「君子有所為，有所不為」，所以哭這件事，絕對不一定是弱者的表現。

最後這篇文章的作者明確地指出，學生的哭可以分成兩種：「好的哭」，是學生因為關懷病人而激動落淚；「壞的哭」，則是學生因為忙不過來或受到師長的羞辱，而委屈啜泣。

作者以為，對於前者，我們應該幫忙學生，讓他們知道這種情況下的哭是很自然的，可以理解的，而且對病人的照顧，不一定會有壞的影響，這樣才會幫忙學生繼續保持愛心與熱誠。而且，隨著他們心靈感情的成長，總有一天，可以慢慢適應工作的要求。

至於對於後者，我們就要努力使學生在學習過程中，得到充分的支持，不致因為太忙太累而崩潰。

我非常欣賞這篇文章最後的幾句話：「醫學教育家應當要關心我們的醫學生，在繁忙的課業中，如何應付日夜煎熬的工作、疲憊、病痛、受苦與死亡。我們應該稱讚他們對病人的關懷，同時就像我們教學生們關心病人內心的感受一樣，我們應該要以體貼、尊重與誠實的態度，來關心學生們內心的感受。」

# 醫學生的赤子之心

前幾天靜聽一位陽明醫學系五年級學生，在討論會中講述她照顧的病人過世帶給她的感受，講到後來她忍不住哽咽落淚，而我發覺自己也淚眼盈眶。她說，她照顧的這位病人發現乳癌時已是全身轉移，而所有治療都無法扭轉病情，病人與家屬都很清楚他們遲早將面臨的結果。病人與家屬都對這學生很好，不管病人多累多痛，都還會很親切地與她對談，不會因為她是醫學生而不理她。

這學生很可愛地說，她發現這病人很喜歡聽笑話，所以她每天晚上都上網找最好的笑話，以便隔天可以換得病人開心的微笑。她非常喜歡這病人與其家屬，因此再三叮嚀家屬，在病人過世前，務必打電話通知，因為她很想陪病人走完最後的那段路。她告訴家屬，就是三更半夜也要叫她，她可以從醫院隔壁的宿舍趕來。

但想不到這學生在星期一回到醫院時，卻發現病人在她週末回家探視家人時，嚥下了最後一口氣。她感傷地說，在這最重要的時刻未能陪著病人與其家屬，感到非常遺憾，她說希望能夠與家屬說幾句話，並想參加病人的喪禮，不曉得這樣做是否得體，說完後淚如雨下，不能自已。

我們都深為感動，我鼓勵她好好用心寫下這種醫學生與病人之間的關懷溫馨，以感動更多醫療團隊的成員。這使我想起六、七年前，一群中國醫藥大學二年級的學生，發起的「與病人為友」活動：在寒假期間，到幾個一般人避之唯恐不及的癌症臨終關懷病房、精神科病房、偏遠地區醫療站等，去體驗病人與家屬的感受。

他們因為還沒學到醫療的專業，所以能做的只是陪病人聊天、幫病人洗腳擦背、替病人或家屬購物、打雜等等。但他們透過幫忙病人與家屬、聆聽他們的心聲，以及冷眼旁觀醫院及醫療團隊對待病人的態度，而寫出的心得分享，卻是真情感人的作品，後來也將他們的心得編印成幾本書。

最近我一直在想，我在國內外看過這麼多一批一批的年輕醫學生，在沒有心理準備之下貿然走進醫院，初次接觸到生老病死的震撼時，都有說不出的感受，但為什麼過不了多久，就漸漸司空見慣而失去那份悸動？如果我們能夠設法使醫學生，在學識經驗的成長與心理適應的成熟外，又能繼續呵護這份對人關懷的愛心，一方面學會冷靜地處理病人的醫療問題，另一方面仍能保留那份敏感度，了解病人的需要，而給予及時的幫忙，那將是多美的醫療烏托邦！讓醫學生能夠在學習知識、技術之餘，仍然保留赤子之心的關懷態度，應該是熱心醫學教育者責無旁貸的天職。

# 教醫學生人文關懷的省思

在醫學院裡談醫學人文教育，我們往往不知不覺淪為一廂情願的布道式講課，但究竟學生心裡怎麼想，我們常無從探悉，然而，如果從一些學生的行為表現來推論，我們也看得出這方面的教育並不是很成功。

最近這幾年，我常問醫學生，到底對病人的關懷應該怎麼教才有效？有些同學告訴我，老師與同學分享一些他們自己親身經歷到的醫病之間的溫馨故事，最能使他們感動。

但最近有些同學們告訴我，如果讓學生與學生之間互相分享他們臨床上親身體驗到的感人故事，或是讓他們一起討論自己所遭遇到的不知如何應付的困難情境，可能會更有學習成效。他們認為，同學間的互動將遠比老師單方向的授課來得更有效。

前幾天有位醫學系五年級同學主動告訴我，一位罹患癌症的病人告訴他，「我不想再活下去」，而引起很大的震撼。聽完他的故事以後，我建議他將此個案做一整理，在下一次醫學人文討論會中，由他主導與同學們的討論。

當天他報告了這位年近五十歲、罹患末期胃癌的家庭主婦，在獲悉病情之後，她對他說了許多內心的話，而這位學生提出以下三個問題，要求參加小組討論的同學們就其中的議題，來發表個人的看法：

一、病人說她不想活下去了，我們該怎麼處理和面對？

二、她不想接受檢查或治療，我們該採取怎樣的對策？

三、我們該怎樣調整自己的心情，來應對癌症末期的病人與家屬？

對於第一個問題，幾位同學都承認，他們常不太敢進去病房看末期病人，因為「不知道要對他們說什麼」、「坦白說，我們都不知道怎樣面對死亡！」但非常難得的是，我聽到一位同學說，「如果我們能透過與病人或家屬的溝通，找到讓病人覺得值得活下去的『價值』和意義，那就是最能鼓起病人求生意志的利器。」

傾聽學生的心語竟是如此的動人心弦，才猛然想起，自己當年也曾經是日本人對沒有經驗的醫學生所戲稱的「醫生蛋」，而經過幾十年來跌跌撞撞才走出這條路，想到這裡，更覺得我應該拉他們一把。

對於第二個問題的討論，有位同學居然提出十分發人深省的獨特看法。她說，「要勸已經病入膏肓的病人接受新的治療或檢查時，我們一定要自問，既然病人已經到這種地步，這種檢查會給病人帶來什麼好處，真的有必要嗎？在這種情況下還要繼續接受這種檢查，有沒有危險？檢查的結果會真的改變我們對病人的治療嗎？這種治療方式和後果的勝算，又將是如何？會帶給病人多大的副作用？」

這位同學認為，「與病人的溝通不應該是一味地要勸病人接受我們的建議，我們應該先探索病人對生命的『價值觀』，以了解病人對於繼續活下去是否有積極的看法。」這樣的一番話，竟然出自一位才踏入臨床醫學不到半年的「醫生蛋」，真是讓我又興奮又佩服。

最後有關如何調整自己的心情，同學們的發言就不太踴躍，因為他們都認為這實在太難。我就及時與他們分享一位醫學院教授對自己學生時代第一天上醫院實習的回憶。

這位醫學院教授在文章裡提到，當負責指導她的實習醫師與她一起經過小兒科病房時，他邀她一起進去探望上個月他照顧的血癌病人。病人的母親看到這位實習醫師出現時，臉上流露出感激的眼神，而這位實習醫師，默默地握住這位母親的手，兩人深情地看著奄奄一息、即將不久於人世的病童的這幅畫面，就永遠留在這位教授的腦海裡，而變成了她每一年對第一次走入病房實習的學生所分享的故事。

想不到平常上課不管自己多努力教，總會有幾位同學神遊太虛，但今天看到每位同學踴躍發言，並有熱烈的互動，才猛然領悟到要有效地教學，還是要先知道學生需要的是什麼。我們要端出牛肉之前，也要知道顧客喜歡吃的牛肉是什麼樣的口味。教書難，真的是活到老，學到老。

突然間，我想起最近在陽明大學以「如何在台灣推動醫學人文教育」的題目為全校演講時，一位陽明畢業生語重心長地說，「這些年輕醫師在看到社會對醫界冷酷的一面，就會裹足不前。儘管我們學習到『關懷』，但是當我們發現進入社會之後，我們只是剛闖入叢林的小白兔；在保護自己不被吃掉之餘，我們期許不要變成老虎去吃其他的動物；但是我們至少要有點能力，把自己給武裝起來。」

聽聞這番說辭，我不禁悚然而驚。如果這個社會繼續維持或主張這種醫病對立的張力和關係，到底最後吃虧的是誰？如果我們醫學教育者只是教學生一廂情願地為病人付出，而沒有辦法正面地化解外面敵意重重的大環境，我們辛苦培養出來年輕醫生的愛心，究竟又能夠撐多久呢？

我在此誠懇地呼籲，熱心醫學教育的有心人應該走出象牙塔，為台灣的醫療環境塑造一個更友善的執業環境，不然的話，即使在醫學院裡花再多的時間教人文關懷，又能帶出多少成效？

我衷心地希望，台灣的法律、保險、健保制度及媒體可以共同努力，改變時下對醫界不合理的限制與大眾偏頗的看法，如此一來，我們對醫學生所用心栽培的愛心，才能獲得滋潤而成長。

# 我能為病人做什麼？

前幾天與四位最近才剛開始到醫院實習的醫學系五年級學生討論人文關懷的主題時，我聆聽他們各自報告初次披上白袍，與病人、家屬相處三個星期的感想，心中有說不出的感動。

一位同學說，他的第一個病人在第一天被他詢問病史時，就對他說出自己因兒子死於胰臟癌所產生的內疚，而第二天又主動告訴他，自己事實上還有個二兒子，因犯罪而被判刑十幾年，目前仍在獄中。這位同學感慨地說，「這種我們一般人初次見面時，絕不可能會講出來的事情，她為什麼會主動告訴我呢？」他做了一個簡報檔，將「信任」、「白袍」、「專業能力」以一個三角形呈現出他所領悟到的「醫生角色」。

他語重心長地說，「我現在只是因為披上『白袍』，她就給了我『信任』，我一定要好好充實我的『專業能力』，才不會辜負病人對我的信賴。」對這位語態誠懇的學生，我及時對他說了一句我常規勸醫學生的話，「不是穿上白袍，病人與家屬就會尊敬你，尊敬是要你用努力盡心的態度去贏取的。」

一位同學提出他所照顧的病人有許多家屬，意見總是莫衷一是，使他十分困擾。尤其是他們一直擔心病人無法面對現實，所以一直將病人蒙在鼓裡，使病人對自己病情的嚴重度完全不了解，造成醫病之間很大的困擾。然而這位同學在病人臨終前與家屬建立了更多的溝通以後，才進一步了解家人的看法，也才知道最大力反對讓病人知道實情的這位女兒，事實上是因為她對當初自己沒有及時將母親送醫，而引起極深的自責。最後他說，「有許多事情，表面上看到的，與了解事實以後才知道的真相，有時竟會有這麼大的不一樣。」而他的這句話正是我一直希望的：年輕學子謙虛好學，多花時間與病人、家屬溝通，才能真正了解病人與家屬的問題。

一位同學負責照顧一位食道癌末期的病人，因為氣道的壓迫、氣管切開，使他無法發聲，再加上家屬很少來探視，所以這位同學即便想多了解卻力不從心。看著病人一副痛不欲生的表情，醫療團隊只能以止痛的治療方式讓他昏睡，這位學生感到愛莫能助。他誠懇地說，「病人講話不方便，真不曉得如何評估他在想什麼，我一直覺得很愧疚，因為可能誤解了他想表示的意見。」看著這位醫學生的表情我有說不出的震撼，不覺自問，「我們要如何讓學生繼續保持這份想幫忙病人的熱心？」

最後一位同學說他的病人是一位急公好義的善心人，每個週末總是參加他們的公益團體到各偏遠地區做服務工作。但與他多談一段時間以後，病人坦白告訴他說，其實自己常幫忙接送病人就醫，也常勸病人聽醫師的話好好按時吃藥，但事實上自己高血壓的藥都沒有按照醫囑服藥。這位學生勸說，「你要愛別人，一定要從愛自己做起。」想不到這病人出院時，同學竟收到有生以來第一次病人送的卡片。他非常珍惜這位病人在卡片上所說的話，「我決定今後會好好照顧自己，感謝你花時間教育我。」這使他非常有「成就感」。他說，這使他領悟到羅慧夫醫師所說的，「做醫生是一種福氣（Privilege）」的真諦。

剛走入醫院實習的醫學生經常會自問：「我能為病人做什麼？」而因為這種虛心，才會努力學習，得以精進他們的專業能力。然而很遺憾的是，這種態度常常在披上白袍以後，看到周圍的老師、學長欠缺謙沖的行為，很快就承襲了白袍的驕縱自大。

我記得當我還是醫科六年級學生在台大醫院實習時，親眼看到我的一位老師對多問了幾句話的病童母親大聲吆喝：「我解釋，你也聽不懂。」這個發生在四十多年前的「不良示範」，在我的腦海裡留下了不可磨滅的印象，而那憂心忡忡的母親驚嚇、失望、痛哭的影像經常在我與醫學生共處時浮現心頭。如果我們都能花時間傾聽醫學生最初幾個月白袍生涯的感受，在他們被誤導之前，及時地給予正向的回饋，讓他們繼續關心「我能為病人做什麼？」相信這些初披白袍的杏林幼苗一定可以茁壯，而為台灣醫界帶來新的希望。

# 來自醫學院的啟示

某醫學院邀我為醫學系二年級學生談我行醫這一路走來的經驗，由於題目太大，所以我決定把重點放在我如何領悟：「做一個醫生不可能永遠都可以治癒病人的病，但我們應該了解，就是碰到治不好的病，我們也還是可以關懷照顧病人。」我舉了一些感動我的例子與學生們分享，也看得出學生們有所共鳴。負責這堂課的教授是一位非常有心的好老師，他看過學生課後的反應以後，竟然親自整理出幾個學生還想問的問題，來信邀我回答。

當我人在國外開會接到這位用心的老師來函時，我感動得還來不及回到國內，就在回程的機上振筆疾書，然而在回信時我才猛然一驚，有同學的問題竟然是：「在病人濫用醫療資源的情形下，要照顧又要治癒，這也太難了吧？」、「態度、愛心與關心病人都很重要，學校的課程卻很少成功地教導我們這種態度，因為這樣的態度，在台灣的醫院裡還是很少見！為什麼？」

這使我悚然而驚，一些還沒進醫院實習的二年級生，就有如此的感慨，我想台灣的醫學教育已亮起了紅燈，但這問題恐怕不是我們單方向地對醫生、醫學生進行道德勸說，就可以解決的。我們需要正視今天社會大眾對醫療資源的濫用，已嚴重影響到醫生的態度，而改變了醫學生對將來生涯的看法。我想當務之急，我們應該了解醫病關係是兩造的人際關係，我們一定要雙方共同努力，協力推動正確的就醫態度，改變國民對醫療只重方便，而不重品質的惡習。

我告訴學生，如果社會繼續濫用醫療資源以致醫師無法提供有品質的醫療服務，我們的確很難繼續「撐下去」。所以一方面，我們的醫學教育不該只注重知識與技術的傳授，我們也要注重醫學生的人文素養與對病人的關懷態度。而另一方面，我們同時需要讓社會大眾知道「看病不一定需要開藥」、「藥開得多不見得就是好，許多藥物都有副作用，如果多種藥物合用，其交互關係尤其要小心」、「醫生問病史與做身體檢查很重要，這是無法用實驗室檢查取代的」。最後我也勸學生們，畢竟這種不會珍惜健保資源與尊重醫療人員的病人還是少數，我們絕不能因噎廢食，而不好好「關懷照顧」病人。

最近，我與另一個醫學院的幾位醫學系五年級學生做小組教學。他們一個多月前才剛完成了三個月的內科實習，而現在正在外科實習。他們告訴我，到外科後，看到許多病人開刀前後，病情的戲劇化改善而歎為觀止，但也說出一些他們的心聲。「我們一到外科，好像就變得沒時間與病人或家屬溝通。」某位學生說自己對一位自殺未遂多次的病人，竟然只顧著談開刀的重要性，卻完全忘了在內科照顧病人時，所學到的深入了解病人心理問題的重要性。他語帶慚愧地說自己，「怎麼換了一個科，就好像換了一個腦袋？」直到有一天，他看到一位外科醫生親切地與病人交談時，他才發現，「原來時間是要自己用心去找的。」這也說明了老師身教的重要。

另一位同學甚至很感慨地說，這使他想起自己在醫學系一年級時，曾到醫院的燒傷中心服務，他說當時只記得要表示對病人關心，但卻完全沒想過應該讓病人有機會談他們想說的話，他說有機會看到好的老師親身示範對病人的關心照顧，才是最好的學習機會。有些同學若有所悟地說，如何找出對的時間點，讓病人真正願意講出心裡想說的、想問的話，是最難學的地方。最後幾位同學都不約而同地說了一句話，「每個病人都不一樣，我們應該多花一點時間去了解他們。」

然而，當我聽到二年級同學已對醫療服務對象如此失望時，我們又如何在他們五年級時，靠著幾位良醫的身教，就能扭轉乾坤呢？我想當前台灣醫學教育刻不容緩的課題，是社會大眾的配合、醫病良性的互動與醫療制度的合理化，唯有在這種環境下，我們才可能培養出人溺己溺、人飢己飢的良醫。

我衷心期待，台灣的社會大眾能夠在醫師與醫學生的熱情消失之前，好好地共同努力呵護這日漸衰微的醫病關係。

# 親身體驗病人的感受

前幾天，醫院同事告訴我一件頗不尋常的事：一位住院醫師，應一位在醫院實習的五年級學生的要求，為了他想親身經歷並了解病人的感受，而為他插了鼻胃管。

我在國內外教醫學生、住院醫師這麼多年，從來就沒有碰過這種事，所以很想多了解到底是怎麼一回事。

這位住院醫師說，他一直覺得這學生與一般學生不太一樣，常會主動問他一些其他學生鮮少關心的問題：「這樣做，病人受得了嗎？」「病人會有什麼感覺？」

住院醫師說，這學生參與照顧的一位五十多歲的口腔癌病人，因為腫瘤加上開刀以及放射治療，吞食很不舒服，因此為了顧及病人所需要的營養，唯有為他插鼻胃管，而這學生又剛好從沒為病人插過鼻胃管，所以就藉此機會先教他怎麼做。

想不到這學生竟要求先在他自己身上做一次，住院醫師勸他說，其實他並沒有必要這樣做，而且住院醫師坦承，他從來沒有碰到學生有過如此的要求。但因為這位學生的態度非常誠懇，執意希望有機會試試病人的感受，而住院醫師也有把握自己應當不會使這學生太痛苦，於是他就真的一邊做、一邊教這位學生，而學生也十分感激有這種親身體驗的機會。

隔天我有機會邀這位醫學生共進午餐，發現他是一個很內向，很真誠，但不善於表達的年輕人。他坦承自己要求住院醫師做這件事是一種「不情之請」，而覺得有點尷尬，但他說之所以這樣做，絕不是受到任何外在壓力。他說是因為自己從來沒做過，而很想體會病人接受插鼻胃管的感受，同時也很想學習該怎麼做，才有辦法使病人感覺舒服些。

他告訴我，他父親曾經有幾次腸阻塞，每次到家鄉的急診處，都是插了鼻胃管，紓解消化道的壓力以後就霍然而癒。但有一次情況並沒有馬上好轉，所以醫生建議暫時不要把鼻胃管拔掉，而讓他父親折騰了整個晚上。他記得父親一直對他說，插鼻胃管真的非常不舒服，所以他才會想在為病人插第一次鼻胃管之前，親身體驗這種父親經歷了幾次的「酷刑」。

他說整個過程並沒有他想像的那般不舒服，但當管子快進到食道時，梗在那裡不上不下，是他最難受想作嘔的時候，但當住院醫師把管子再往下推到胃以後，他就舒服多了。

在親身體驗之後，住院醫師就帶著他，由他為病人做了有生以來第一次的插鼻胃管。他說整個過程病人似乎很不舒服，而他為了使病人減少自己最不喜歡的後半段不上不下的感覺，在最後階段儘量加速把管子送到胃部，但病人似乎也並未因此而減少痛苦。

他說當晚他再去看病人時，看得出病人還在生他的氣，而他也為自己未能使病人在插管時感覺舒適些，忍不住向病人的太太道歉。

後來這位病人由於口腔癌的開刀與放射治療所造成的變化，使他實在無法忍受鼻胃管對口腔咽喉的刺激與不適，最後答應了在胃部開個小洞，直接由「胃管」餵食，幾天後，病人在症狀改善後出院。

這學生告訴我，他為了這病人的事想了很久，發現這病人之所以會那麼不舒服，很可能是因為病人口腔的各種變化與自己這種正常人的情形截然不同，所以他的親身體驗也不見得就能與病人的感受一樣，也因此他在後半段的「加速進行」，並無法達到自己預期的效果，相反地，可能因此使病人更難受。

這位學生很感慨地告訴我，「老師，要真正了解病人的感受，實在是一件很難的事。」

聽了學生一席話，忍不住勾起了家父生命最後一年使用鼻胃管維生的記憶，而與他分享了深藏內心的一些感觸。

父親過了一百歲以後，因為吞嚥困難，發生了幾次吸入性肺炎，而最後不得不以鼻胃管進食。當他老人家每個月需要換新的鼻胃管時，善解人意的妹妹總是建議，在父親晚上睡覺之前拔掉舊的鼻胃管，讓他好好睡個舒服的覺，而隔天一早在我上班之前，再換上新的鼻胃管。

記得家父拿掉了鼻胃管時，總是滿臉愉悅，但要插回新管時，則是百般不願，勸了半天才勉強答應。家父常說，靠這種鼻胃管進食的生活沒有品質，也沒有尊嚴。讓我最遺憾的是，家人始終都不忍心讓父親接受「胃管」的開刀，而今家父過世已半年多，我還因為當年的「婦人之仁」，使他老人家繼續受鼻胃管之苦而無法釋懷……。

回想自己一生惟有一次親身體驗被插鼻胃管，那是在醫學院三年級的生理實驗課時，同學們彼此間互插鼻胃管，抽取胃液做實驗，記得當時帶實驗的老師曾說，這是讓我們「親身體驗病人感受」的好機會。

但坦白說，我行醫多年，卻直到為家父換鼻胃管時，才開始自問，「病人對鼻胃管的感受是怎麼樣？」而今天看到一位剛踏入醫院實習的年輕醫學生，居然這般真誠地想要做個好醫生，使我非常感動。

他除了「將心比心」地想了解病人的感受，還主動反省自己在哪些方面沒做好，更是難能可貴。

我想我們一定要用心營造醫學教育的環境，幫忙學生培養「同理心」，同時在學生需要幫忙時，及時伸出援手，讓他們知道，過去我們也是這樣一路摸索，才走出一片天地。

# 一起用心栽培明日的好醫生

前幾天參加到醫院實習才兩個月的醫學系五年級學生的小組討論，有機會聽到一位女學生的心聲。她說有一位乳癌的女病人，因為接受化療引起白血球降低，而住進醫院。病人一聽到學生自我介紹是「實習醫學生」，就說學生可以問她病史，但她認為學生沒有足夠的經驗，所以不願意讓學生碰她身體的任何部位，使得這學生感到十分挫折。

她很誠懇地告訴大家，自己每天一早就去看這病人，詳細問病史，但這病人卻始終堅持不讓她做檢查，一直到病人在出院前，才終於讓她量耳溫。看著這學生十分真誠的模樣，我心中有說不出的感動，同時也對她所受到的委屈感到同情。她說深知這病人之所以「拒絕」她，並非她做錯什麼，只是因為這病人堅持「不要作學生的實驗品」。

我接著問其他幾位同學，他們如何對病人自我介紹，很有趣的是，四位男同學都介紹自己是「實習醫師」，但兩位女同學介紹自己是「實習醫學生」。有一位男同學說，事實上他也認為應該是要說自己是「學生」，但他總覺得只要這麼一說，病人一定不把他當作醫療團隊的一分子，同時他認為，說是「實習」，已經清楚交待自己還不是正式醫師，就算不用「學生」一詞自我介紹，也不應該算是冒充醫師。不過他說自己雖然不明說是學生，但過年假期這幾天下來，病人與家屬也看得出他太年輕，而旁敲側擊地問他，「你當兵了沒？」這使他意識到，儘管不明說，病人與家屬還是看出他們是「生手」。

這幾天我一直在想這件事情，為什麼這位病人會如此堅決地拒絕醫學生呢？為什麼有些醫學生會不願意明白告訴病人自己的學生身分呢？回想起三十多年前去了美國，發現大部分病人都非常樂意參與醫學教育，而且因為自己能夠幫忙醫學教育而引以為榮。

醫學生方面，他們的學習態度都較為主動，比較有自信心，自我介紹時都能與病人實說自己的學生身分，有些學生還會向病人解釋，透過參與病人的照顧，可以使他們學習到珍貴的臨床經驗，將來才有可能成為善於照顧病人的好醫師。有些學生甚至會主動對病人與家屬說，因為醫師都很忙，如果他們有什麼需要幫忙，可以找醫學生代勞，同時因為學生比較有時間，可以與病人或家屬更深入交談，以了解病人身心方面的問題，而後再向照顧這病人的主治醫師或住院醫師報告。看到整個社會大眾能夠接受醫學生的參與照顧，另方面醫學教育又注重醫學生與病人溝通能力的訓練，使人深感美國臨床醫學教育的成功絕非偶然。

這使我想起曾在《紐約時報》上看到一篇以〈醫院裡的醫學生：病人需要參與教學〉為題的社論，開宗明義就以各個不同角度來正視這項醫學教育的重要議題。就社會大眾的立場而言，民眾應該有權知道他們所面對的，是已經完成學業並擁有醫師資格的醫師，或者是還在學習當中的學生。同時就法律的立場而言，病人也應該有權決定他們是否願意參加教學。

然而就醫學教育的眼光來看，如果我們在醫學生的養成教育中，不讓他們有直接接觸到病人的機會，他們將永遠無法學到臨床醫學的精髓。而後報社編輯邀請兩位資深醫師對這看來是難以兩全的困境，發表他們的看法。最後的結論是，我們不可為了醫學教育而欺騙病人，但我們必須努力教育社會大眾，讓他們了解，「病人願意讓學生參與他們的照顧，對將來醫療品質的提升是非常重要的。」

當時深受感動，而決定以「醫學教育需要大家的參與」作為往後醫學教育努力的方向。我每次帶醫學生做病房教學迴診時，就會對他們強調，一位病人如果願意與學生分享自己的病痛，讓醫學生做病史探問、身體檢查，這將是學生在課堂上、書本上所學不到的最珍貴的教材。而另一方面，我也絕對不忘提醒學生們，病人並沒有一定要參與醫學教育的義務，因此學生們對於病人願意合作參與教學應該心存感激。在社會大眾方面，這幾年來我發現國內不少病人仍然抱著一種態度——「等學生先在別人的身上學會了，再來看我」，這是讓我們關心醫學教育者最感棘手的態度。

我們整天要求醫學生與醫生要有「愛心」與「利他」的態度，但我們的社會大眾不也需要強調這方面的修養嗎？因此我總會利用與社會大眾或病友溝通的機會，與大家暢談我所關心的「醫學教育需要大家的參與」，很遺憾地，我有時會聽到，有些病人在某教學醫院碰到態度非常惡劣的醫學生，而發誓絕對不讓學生再碰他們的身體。也許先前那位學生所描述的不讓學生碰她身體的病人，過去就曾因為參與教學而受到身心的傷害。

二〇〇七年我有幸參加衛生署與教育部的團隊，為台灣的醫學教育擬定「實習醫學生臨床實習指引」，詳細列出有關教學醫院的責任與使命、教學醫院主治醫師的責任、病人的安全性、實習醫學生的義務與權利等各項規定，以確保病人的安全和隱私權不會因為參與醫學教育而蒙受傷害。誠如影響美國醫學教育至鉅的奧斯勒（William Osler）教授所說的，「如果醫學生只是讀教科書，但沒有實際看病人，這就如同只看地圖，但不出門。」醫學這一行不可能只靠看書或聽講，而不實際看病人。我衷心地希望在社會大眾以及醫學教育兩造的共同努力下，台灣的臨床醫學教育可以更成功地培養出知識豐富、技術純熟與態度誠懇的好醫生。讓我們大家一起用心栽培明日的好醫生吧！

# 每個病人都不一樣

幾個星期前在外科實習的五年級醫學生在醫學人文討論會裡，提出一個發人深省的個案。

這是一位三十幾歲的婦女，在被發現有大腸癌而住院開刀時，學生非常訝異地發現這位病人所擔心的不是有關癌症本身的治療或後果，反倒是她問了主治醫師許多有關癌症的治療對她將來懷孕機率的影響。

這位學生說他注意到這病人常常獨自流淚，但在大家面前卻總是微笑大方，好像對癌症並不十分在意。他說這病人第一天住院時，因為外出，回到醫院時已經很晚，而隔壁床的病人已經入睡，所以他在問病史與做身體檢查時，不敢點大燈，說話也很小聲，以避免影響隔壁床的病人，所以他第一次與這病人的接觸頗不尋常，但對於她對不孕症的關心遠超過會影響生命的癌症這一點，他感到十分困惑。

這病人已經結婚四年多，從來沒有懷孕過，已經做了好幾種婦產科不孕症的手術，最近還因為手術所用的抗生素引起很嚴重的藥物過敏，差點就要了她的命。學生說他很想幫忙這病人，但卻不太了解病人的心理層面，他談到這病人時的表情以及所呈現的對病人的關心與觀察的細微，頗使我動容。

每位同學都十分踴躍發表他們的個人看法，有的同學覺得我們學生能做的大概就是幫她查問一些醫學知識，看看癌症的開刀，或將來如有需要接受化療、放射治療會不會影響卵巢或其他生殖功能；有的同學說，「我雖然不能回答她的問題，但我至少能做一位很好的聆聽者，讓病人宣洩心中的焦慮。」

有一位同學說，「以我現在的能力實在沒辦法幫她什麼忙。」但她緊接著說，「我會想了解她為什麼那麼想懷孕，因為她自己的心願呢？或她先生、或是公婆的意願？」而她會試圖與這病人討論，癌症與不孕症孰重孰輕。她說她雖然沒有能力解答有關大腸癌開刀或如何治療不孕症的問題，但她至少可以幫忙她解除心理壓力，幫她詢問一些成功的例子來替她打氣。

接著照顧這位病人的同學告訴大家，病人當天上午開了刀，已成功地把大腸癌的部分完全切除，而病人狀況也都很好，正在恢復室裡休息時，開刀的外科老師已與焦急的家人解釋開刀的情形，告訴他們病理報告顯示癌細胞已經穿過大腸腸壁，所以將來還要再加上一段時間的化療，因此希望最近五年最好不要讓病人懷孕。

這學生說他非常欣賞老師對病人與家屬解釋時的誠懇態度，尤其是當老師說的是病人或家屬不喜歡聽到的壞消息時，老師總是會先說，「我們外科醫師講話有時候會太直，還希望你見諒。」然後再婉轉地告訴病人不好的消息。同時他也非常驚訝，老師居然從開刀房出來與家人討論時，也會主動提到「懷孕」這問題，可見老師對病人非常了解與關心。但這學生還提出，他認為最好與家屬討論時，能有病人參加。

聆聽這些剛加入醫院臨床實習還不到四個月的幾位「醫生蛋」，居然會有這麼深入的討論，我也趁機指出這個個案正好是讓學生們學到「每個病人都不一樣」的重要臨床觀念。

俗語有說「一種米養百種人」，我們作醫生的就是會碰到有些與一般人非常不一樣的病人，而有時候並不能因為這病人的想法、反應與大部分人不一樣，我們就以為他不對而想要改正他，我們需要的態度就是像今天這一位同學所指出的，「我會想了解她為什麼那麼想懷孕，是因為她自己的心願呢？或是她先生、或是公婆的意願？」

我們都要有這種開放的心去了解別人，我們才能真正幫忙別人。同時我也很高興，學生竟然會注意到外科老師主動與家屬討論到懷孕的問題，而及時提出他的醫療勸告，同時也很欣慰有位學生還提到這種討論最好也要有當事者的病人參加，這些都充分地顯示出醫學倫理所強調尊重病人的自主權，已深植於學生們的腦海裡。

總之，看到這些學生的成長，我心中有說不出的欣慰。

# 醫師的自省

# 看病從心，謙虛為懷

現在很多病例電腦化，病人走出診所多會抱怨說：「我想這位醫生在路上看到我的話，絕對不會認得我，因為他從頭到尾一直看著電腦打字，根本不曾看我一眼。」不要忘記羅慧夫醫師的話：「我們要看看病人，碰碰病人，我們最常忘掉講的一句話就是『你覺得怎麼樣？』」

單單一句「你覺得怎麼樣？」就能帶給病人非常溫馨的感覺。做醫生的一定要用心傾聽病人說話。看病人的時候一定要有一個態度就是，他有病，我沒有病，並不是他做錯什麼，我做對什麼，這純粹是我們運氣比病人好的關係。我們一定要學會將心比心，想想，如果我是他或他的家人的話，會有什麼感受？想要享有做醫生的福氣，一定要將心比心。

此外，做為醫生，謙虛的修養是非常重要的，在這裡，我想引用湯瑪士（Louis Thomas）醫生所寫的〈居家訪視〉（House Call）為例，描寫他從五歲開始，作醫生的父親經常帶他一起去病人家看病的故事。他記得爸爸常跟他講：「你不要認為是你的醫療使病人好起來，有時候你沒有用藥，病人也一樣會好起來。」

他爸爸常與他提起一個故事，有一個血尿病人來求診，而他爸爸一時也看不出是什麼病，但病人很痛苦，急需開藥幫忙。於是他給了病人一些止痛藥及無傷大雅的營養劑，他對病人說：「你先回去吃吃藥，過幾天再回來看我。」

病人回去後，他爸爸就趕快翻書查看這到底是什麼病。想不到過幾天病人回來時，已經沒有血尿也不痛了，而對他爸爸非常感激，鄰居們也都以為他爸爸是個神醫。爸爸事後想來想去，推斷這病人很可能是腎結石，而病人自己排出了結石之後就不痛了。爸爸告訴他：「我開的藥與這個病可能完全沒有關係，但病人卻以為是我給了他什麼藥到病除的妙方。」

湯瑪士醫生在這篇文章裡說：「爸爸常常跟我講這個故事，意思就是要我一定要謙虛，很多我們做的事情，有好的成果，有時不見得是因為我們做對了什麼，因此我們一定要有謙虛的胸懷。」

謙虛這種美德是很容易消失的，因為醫生這個職業，常常會因為治療結果而使病人十分感激，病人就會把醫生捧上天，並將醫生想像成比他實際上更好的人，而醫生自己如果沒有很好的修養，就很容易因為一而再、再而三地「創造奇蹟」而自我膨脹。「謙虛」這兩字，慢慢就會在醫生的字典裡永遠消失了。

所以，我特別要強調的是——作醫生的永遠不要忘記謙虛為懷。

# 重視病人的生活品質

哈佛大學的摩爾醫生曾說：「醫生可以用三種方式來幫忙苦難的人：話語、藥、與手。」意即，醫生講的話一定要讓病人能夠接受，能安慰他們；醫生開的藥除了要考慮到治療的作用外，連副作用也要考慮進去。

醫生的手並不只是外科醫生開刀的手，而且是一個能夠安慰病人，拍拍病人肩膀的手。我衷心地希望，醫生們要有這種修養，不只是能夠開口、開藥、也能夠碰碰病人，說一些一般人與人之間溫馨的話。

醫生一定要花時間在「解釋」和「支持」。也就是說，你做了一個診斷，只要覺得病人或家屬對這個病不了解，一定要花一點時間解釋。醫師這個「師」字是老師，所以醫師有義務要去教育病人及家屬，更重要的是要負起責任去教育這個社會。

剛回國時，對台灣的病人與家屬，以及社會對疾病的了解與看病的態度，感到有些失望。但一方面失望，一方面也覺得，這是因為我們做醫生的沒有盡到醫生的責任。為什麼在國外看病與在國內看病時，病人的態度有那麼大的差距？主要是國內的醫生沒有好好教育我們的社會大眾。

很多疾病本身並不難治，但主要是社會對這個疾病的誤解與偏見，使得這些病人不敢面對現實，出來看醫生。醫生需要做的就是態度上的改變，讓病人能夠接受這個疾病，而不再諱疾忌醫。

還有一點，醫生們一定要知道，醫生治療病人真正的目標是改善病人的生活品質，而不是把病去除而已，以下實例是我自己的親身體驗。

有一天，有一位年輕貌美的白人女學生因為每週至少發作一次癲癇而來看病，我給她改了一種新的抗癲癇藥，治療了兩個月以後，她就再也沒有癲癇發作，我想她應該很滿意才對，但病人回來門診時，卻對我非常不客氣，且說她不願再服用我的藥。

原來她雖然癲癇沒有再發作，但這藥所引起的副作用，卻使她體重增加了好幾磅，頭髮掉得很厲害。對一個年輕女孩來講，她認為她年輕貌美，有很多男孩子找她約會，遠比她一個星期發作一次癲癇更重要。那天，我學到了「生活品質才是醫生治療病人的目標」。

醫生如果把病人醫好了，但病人整天都因為藥的副作用而昏睡不醒，無法集中精神，縱然病痛沒有了，醫生的治療也不見得是成功。醫生們一定要體會到，病人是因為這個病影響到他的生活品質而來找你，醫生面對的是一個「病人」，而不只是「病」，病人的生活品質更是醫生所不能忽視的。

# 跨越生死藩籬

奧斯勒醫師是影響美國醫學教育至深至鉅的一位內科教授，他曾經勸醫學院學生：一個好的醫生，不能只看醫學書，一定要閱讀各種書，透過看非醫學的書，可以學會人生的各種層面。

書看多了，才能思考運用邏輯，做事明確果斷，而且能夠沉著冷靜，培養出醫者的人文風範。新出道的醫生也一定要注意一件事情，就是一定要多讀一些與生死有關的書。

有一位七年級的陽明大學的實習醫師，在結束一個月的實習工作要離開醫院的那一天早上，他照顧了兩個多星期的病人過世。他非常激動，

「老師，我覺得我無法接受這種殘酷的事實，我可能不適合當醫生，因為我覺得我整個人都快垮下來了。」

這同學是一個非常優秀的學生，所有的住院醫師對他評價都很高，但他覺得他不適合當醫生，他說他沒有辦法接受他照顧了兩個多星期的病人突然間過世，如果這個職業是要經常不斷地接受這個考驗的話，他乾脆不要做醫生了。

我說：「你今天的缺點是，在心理上沒有準備好病人隨時可能會死亡的事實，因為你沒有好好閱讀生死學這方面的書。但是你今天的表現，讓我覺得你將來可以是一個很好的醫生。」我對他說，事實上，我也是過來人，到現在，病人過世，我還是無法釋懷。

在美國時，有一天，我回家時悶悶不樂，大兒子那時才念中學，他居然問我：「爸爸！你今天是不是有病人死了？」我嚇了一跳，但小孩子的觀察是對的，那天確實是有一個病人過世，當天我與兒子談了很久，然後他跟我講了一句話：「爸爸！你的生活品質太差了！」

病人死亡你沒有辦法釋懷，表示你是有人性的醫生，但並不代表你不適合做醫生。當醫生你要付出的代價是，自己及家人生活品質會受影響，但這也表示，你在這方面的書念得還不夠，修養還不足，才不會釋懷。

在慈濟這幾年，我很感慨，常聽到師父在心蓮病房對一些臨終的病人說：「快去快回，來生再來參加我們慈濟的團隊。」如果你對生死能有更深一層的參透，當你知道這生命已到了無法挽回的地步時，你也許就可以用另一個態度去接受。如果你對生死已跨出這份藩籬，除了可以幫忙病人家屬之外，自己也比較容易接受。

為了要真正享受作醫生的福氣，你對生死哲學的修養一定要增加。

# 醫生的話語

為了增加社會對癩痲與癩痲病人的了解，我在二〇〇一年到二〇〇四年間著手撰寫了二十幾位過去我在國外及國內所照顧過的癩痲病人的故事，並且為了嚴守醫者尊重病人隱私權的原則，所有病人全部用假名，而且避免一切可能透露出病人身分的蛛絲馬跡。

由於長年在國外的關係，書中只有四位病人是來自一九九八年回國以後所照顧的台灣病人，當這本書以《病人心・醫師情——我的癩痲病友》為書名由天下文化出版後，我就寄贈給國內的這幾位病人。

想不到幾星期以後，在書中以〈走出陰暗的角落〉為題所寫的假名

「何先生」的母親，在電話中告訴我這本書的另一章〈關懷勝於醫藥〉，所提到的一位女病人「珍妮」（假名）突發死亡，引起她很大的不安。

她說我書中提到的「癲癇突發而無法預料的死亡」（Sudden Unexpected Death in Epilepsy）的這種人力無法預測、無法挽回的悲劇，使得她擔心自己的愛兒是否有一天也有可能會發生同樣的情形。

事實上，我之所以把「珍妮」的故事寫在這本書，除了抒發自己由痛失一位病人，而學習到了聆聽病人家屬的心聲，更由此體會出「醫病關係」的真諦以外，同時我也想藉此做大眾教育，介紹「癲癇突發而無法預料的死亡」這種罕見、但還是有可能發生於癲癇病人身上的悲劇。

想不到在電話中，我才感受到自己一廂情願地以「介紹醫學新知」的好意所做的努力，卻使一位關心子女的慈母心靈蒙上了一層陰影，這使我想起以前自己與一位同事間專業意見不同所引起的爭執。

一九九五年，我服務的堪薩斯大學醫學院附設醫院終於在我獨撐癲癇中心十六年之後，招攬了兩位癲癇內科（負責術前評估與術中監測）與外科（負責癲癇手術）的學者，而成立了癲癇內外科完整的醫療團隊。

當我介紹一位我已用盡所有抗癲癇藥劑，仍然無法控制其癲癇發作的病人，去看這位新來的同事時，她回來對我哭訴說，這位醫師告訴她非常無法接受的事實：

「他告訴我癲癇有多可怕，所以不容我對開刀與否再猶豫不決。他並且要我簽了一張已被告知癲癇的危險性，包括我有可能會發生所謂的『癲癇突發而無法預料的死亡』。」

當天我對這位同事說，我深知他所告知病人的都是事實，但是告知這種發生率非常低、而臨床上又無從預防的猝死，除了使病人以及家屬寢食難安，又有何用。

想不到這位新來的同事，竟然引經據典與我爭論，他認為做醫生的就要有這種「告知的義務」，而無法接受我再三強調的「說了只是徒增病人與家屬的焦慮不安，但於事無補」。

我們處理病人最大的分歧點在於，他主張醫生如果沒有對病人與家屬交待所有可能發生的危險，那他就沒有盡到醫生應盡的責任，將來萬一發生這種事情而被家屬控告時，醫生是怎麼樣都站不住腳的。

但我當時完全無法苟同，認為他的這種做法，只是「推卸責任」，罔顧病人與家屬的心理反應，一位好醫生絕不會如此作。

曾幾何時，我在寫《病人心．醫師情》時，一心一意只想到「教育大眾」，想不到自己竟然也犯了當年批評同事的那些作為。想到這裡不覺悚然而驚，醫生「言者無心」的話語，對「聽者有意」的病人與家屬會有多深多遠的影響呢？願以此經驗與天下醫者以「謹言慎行」共勉之。

# 醫師對誤診的省思

二〇〇五年初，內人的一位親戚因為家人注意到她幾個月來常忘東忘西，擔心會不會是患了老人癡呆症，而帶她來門診看我。她曾經到某醫學中心看過一位資深神經內科醫師，檢查結果並無明顯失智現象，但家人還是不放心，帶著該醫師詳細記載的病歷拷貝，來尋求我的「第二意見」。

我詳細詢問病史，並做了神經學的理學檢查後，覺得病人並無失智現象，而且當時我也曾慎重考慮過她是否有憂鬱症，因為有時老人的憂鬱會引起一些看起來像是記憶方面的障礙，但追問之下，她也毫無情緒上的問題。當我告訴她家人我看法時，家人鬆了一口氣，答應會好好用比較樂觀的態度來看待老人家的「難得糊塗」，就這樣在皆大歡喜的情形下收場。

想不到半年後家屬再帶她來看我時，病人表情顯得十分呆滯，種種跡象都看得出，這半年來有很明顯的惡化，不用幾句話就可以清楚看出病人記憶力減退、判斷力錯誤，以及對周圍認知變得非常有限。我再仔細檢視當初為她所做的頭部磁振攝影的片子，除了稍微有老化現象之外，也實在看不出有明顯的大腦萎縮，然而今天的進展竟如她家人所擔心的，她確實是患了阿茲海默病症。

想到當初家人聽我說沒事時的表情，而今滿臉的無奈，我心中有說不出的罪惡感。雖然我忍不住會想：「當初如果診斷出阿茲海默病症，而開始用藥，以當時檢查的結果，是無法以健保支付這種昂貴的藥，而且這種藥也不見得真正能幫忙她……。」然而這種自我脫困的說法，馬上就被自己的良心與理智所拒斥，我坦然為自己過去沒有看出這種診斷向病人的女兒表示歉意，並且與家人說明，往後還有很長的路，大家需要小心照顧，慎防一些可能發生的問題，例如迷路、尿失禁、吞食不慎或其他衛生問題而引起的病菌感染、行動不便導致跌倒、受傷等等問題。

那幾天一直揮不去心中的陰霾，而開始嚴肅地自我檢討。雖然醫生不可能不犯錯，詩人亞歷山大．波普（Alexander Pope）也說過「犯錯是人類無法避免的，但是能夠諒解才是可貴的。」但更重要的是，要獲得病人或家屬的原諒之前，醫生自己要能從失敗中記取經驗，不再犯同樣的錯誤，我知道我需要在這方面多下功夫，來充實自己欠缺的經驗。

醫生這行業做久了，的確很容易因為得到病人家屬的感激信賴而志得意滿，但俗語說：「夜路走得多就會碰到鬼」，我們一定難免會碰到診斷或治療上的錯誤，導致像我今天的失望頹喪。

這種成敗的拿捏確實是非常困難，也難怪影響美國醫學教育至鉅的奧斯勒教授說過，好醫生有三個「H」：Humanity（人性的關懷）、Humility（謙虛）、而更重要的是Humor，這個字中文音譯為「幽默」，我個人認為Humor並不是說說笑話，而是對一個不如意的事能以優雅樂觀的態度去接受。事實上醫生對自己的錯誤就是要有這種Humor的態度，才能經得起各種打擊，而從中不斷進步。

我想在這種誤診以後，我更需要有Empathy來了解家屬的感受。這個字台灣目前多翻譯為「同理心」，但我喜歡譯為「將心比心」。我認為當醫師發現自己有醫療疏失時，Empathy可以更深層瞭解家屬對醫師誤診的感受，而後醫者能以謙虛、關懷，以及優雅的態度承認錯誤，從中學習，而使自己的醫術更進步，這樣我們才會在「山重水複疑無路」的行醫之道，努力創造「柳暗花明又一村」。寫到這裡，不禁想到「塞翁失馬，焉知非福」的故事，希望我對誤診的省思可使自己避免再犯同樣的錯誤。

# 由臨終的陪伴照顧談起

二〇〇六年五月二十日，《紐約時報》有一篇以〈幫忙瀕死病人的家屬度過最後的時光〉（For the Families of the Dying, Coaching as the Hours Wane）為題的報導，介紹美國新興的醫療照護，把重點放在病人過世前，如何對家屬與病人的心理與靈性作準備，包括臨終前剎那的專人照顧。

他們以一個希臘字「Doulas」（發音為doo-lehs），稱呼從事這種服務的專人。這個字是來自古時候希臘人稱呼幫忙與陪伴產婆與產婦的助手；而以東方的宗教思維，將生命的結束稱之為往生的觀念，就是認為：死亡事實上就是進入另外一個生命的開始，因此他們把這種在病人死亡前、短暫時間內照顧病人的專人也稱之為「Doulas」。

這篇文章訪問三個病人的家屬接受Doulas的經驗，以及幾位Doulas如何接受訓練、安慰臨終病人以及幫忙家屬得到心靈上的照顧。這些病人都是與愛滋病、癌症奮鬥了一段時間以後，在最後的幾天經歷了幾位Doulas輪班照顧而非常安詳地嚥下最後一口氣。

最令人感動的是，有一位正在念「醫預科」的大學生，她接受了十六小時Doulas的訓練課程，學習讓自己的呼吸與病人最後的呼吸同步，以及利用芳香療法營造往生前的安詳氣氛，讓每個家屬都得到心靈的安適。

她的父親是從事安寧照顧的醫生，鼓勵她集中精神學習，做到「像水一樣很自然地流到有需要的地方」。她曾經在緊握一位即將過世的女病人的手長達五個小時以後，悄悄地告訴這病人她不久將離開工作崗位，但下一個Doulas即將前來接班，所以女病人不會孤獨的，而病人幾分鐘後就過世了。她描述病人的丈夫嚎啕大哭，但事後趕來，由病人與前夫所生的女兒卻出奇地冷靜，此種天淵之別的反應，也讓她學到Doulas對不同家屬的需求有更深一層的體驗。

當幾位關心安寧照護的醫療團隊討論這篇文章時，我想起兩件傷心往事：一九九一年，與我們同住、有如親生父親的岳父，在我所服務的堪薩斯大學醫院過世；一九九二年我從美國趕回來，與家母一起在我受教多年的台大醫院度過她人生的最後幾天。

記得在他們兩位老人家過世的那段時間，我一直在想，我們不管照顧病人多用心，總在他們的最後一刻缺席，真有一種「為德不卒」之憾。然而現實上，我們醫護人員不可能有時間陪伴病人走完最後一刻，但從這兩次的經驗裡，我才領悟到許多行醫多年都沒有學習到的心得，也因為如此，我深深體會到Doulas這篇報導的真諦。

從醫學教育的角度來思考，如果要選擇真正有學醫熱忱的年輕人做醫師的話，也許可以在進入醫學系之前要求他們有服務的課程，而這服務的課程可能包括像這種Doulas的工作經驗，讓他們體會到醫師這行業所不可避免的生、老、病、死，而在有這種經驗之後仍不改其志的，才是我們真正需要的良醫。

這也使我想起，當病人談到死亡的瞬間，家屬常常會馬上轉移話題，不讓他有機會表達對死亡的看法或交代，而我們做醫生的也常在病人談到死亡時，反射式地鼓勵病人尚有希望，而沒有人像Doulas一樣可以握著病人的手，陪著他談任何他想知道的事情。

同時，我也想起在台灣的習俗裡，我們常常希望病人在家裡嚥下最後一口氣，也因此家屬常會在病人臨終前要求辦理出院。然而醫院制式的

「自動出院書」總會有幾句冰冷的「如果病人發生問題，醫院不負任何責任」等聲明，對已經傷心斷腸的家屬，面對這種「自動出院書」，情何以堪？很高興衛生署倫理委員會最近已嚴肅地討論過這件事情，計畫將鼓勵各醫院對這種特殊場合的「自動出院」，提供一種對瀕死病人的家屬較有同理心的出院同意書。

想想，無人能逃過死亡這關，然而在我們的一生裡，雖然都經歷過幾位至愛的親友步入死亡，但到底有多少人真正想過Doulas的重要性呢？

# 當醫生變成病人家屬時

二〇〇七年時，高齡一〇一歲的家父因為感染而進出台大醫院數次，承蒙醫療人員的細心照顧，他老人家順利康復出院。但是，這段由醫生一變而為病人家屬身分的日子裡，使我對許多過去以醫師的立場以為「天經地義」的醫療處置，開始有了嶄新的體驗與感受。

家父這幾次的吸入性肺炎，使我們不得不面對一個殘酷的現實：老年人吞嚥的困難，隨時都會再因為食物嗆入氣道，而引起肺炎。因此，為了維持身體所需的營養，以及避免一再發生同類癥狀的問題，醫生提議我們應該考慮改以插入鼻胃管來進行餵食。

記得當醫生們提出這意見時，我剛好要去新加坡開會，就與住在新加坡的二哥深談這件事情，在他的同意下，我硬著頭皮與其他兄弟姊妹一一打電話徵求大家的意見，後來經過大家同意，我們就讓家父接受了以鼻胃管餵食。

幾天以後回到台灣，到台大醫院見到家父因為有了鼻胃管的營養補給，神情臉色都大有起色。

想不到當我正為父親的康復而稍覺欣慰時，平常照顧父親最為貼心的妹妹卻對我說，看到爸爸在接受插鼻胃管時那種痛苦的表情，真是於心不忍，而且當時第一次沒能順利插好，後來又另換了一位醫生才插進去，讓爸爸受了許多活罪，言下頗有悔意。

第一次出院回家不久，在家人不小心的情形下，家父拔掉了鼻胃管，由於我是兄弟姊妹中唯一的醫生，雖說已經有二十多年沒為病人插鼻胃管，技巧上難免顯得有些生疏，卻也臨時抱佛腳上網找到《新英格蘭醫學雜誌》（The New England Journal of Medicine）一套非常好的醫療技術錄影教學影片，趕緊重新溫習了如何做鼻胃管的插入。

而後在百般不忍的心情下，明知爸爸極不願，也不得不勉強他讓我將鼻胃管重新放回去。在幫他插入鼻胃管時，眼角看到父親本能地想伸手來抗拒，但聽到我們的一再勸阻，他竟然用自己的另一隻手緊握住本來舉起來抗拒的手，閉起眼睛，任由我繼續為他插入鼻胃管，看在我的眼裡真是百般不忍。

對於一位吞嚥有困難，而且已經發生了好幾次吸入性肺炎的老人，需要插鼻胃管這類的案例，對許多醫生來說，雖然是一個無庸置疑的「例行公事」（Routine），然而，當我發現這病人是自己所摯愛的父親時，即使理性上明白自己身為醫生，更要尊重醫護人員的處理原則與方式，但在心理的感受上，卻還是忍不住覺得很難過、很難接受。

在父親發燒昏迷時，為了要找出感染源，我們需要收集他老人家的尿液，以作為分析與培養，以及確實記錄他的進出水液，好偵測他的身體是否有保持平衡，所以導尿管的置入，便成了無法避免的必要措施。

由於導尿管的前端有膨脹的氣球以防止其滑出，所以，如果導尿管不慎由病人用力拔出，或是因為更換位置而被拉出時，就非常有可能會傷害到尿道，因此，只要是父親稍微改變一下他的姿勢，家人都會跟著緊張。

而看到家父因為這條管子所引起的痛苦不適，心裡真有說不出的難過。因此，當醫師告訴我們導尿管可以拔除時，包括我在內，一家人的心中，都有如放下了一塊大石頭。

說實話，導尿管的置入是非常司空見慣的「例行公事」，雖然我們都知道這是一種不舒服的醫療作業，但是，我卻從沒有機會由家屬的立場，去感受和體會這類理所當然的作業會帶給病人與家屬多大的不安。

父親某一次住院時，年輕親切的主治醫師在病房回診時，向家人問及是否已經討論過有關「不施行心肺復甦術」（Do Not Resuscitate, DNR）的決定，另外也同時提及這種決定，如果可以，最好能形諸文字。

這件從醫師眼光看來非常適切而合宜的提議，卻意外地引起家人非常的不安，而使我深感棘手。當天晚上，我與在台灣的幾位兄弟姊妹溝通以後，又打電話給定居國外多年的二姊與二哥，經過一番細細地溝通，最後在非常不忍的心情下，大家同意由我代表家人，隔天一早到台大醫院簽了這份可以說是一生以來最難下決心簽署的同意書。

坦白說，在不同地方行醫這麼多年，尤其是在國外二十多年的時光和經驗，這種話題也是其中一件「例行公事」，何況病人是一位高齡已超過百歲的老病人，相信沒有任何醫師，會認為自己提出DNR有什麼不對。

尤其我自己在回國的這幾年，對醫學倫理以及生命末期的照顧問題頗有心得，也曾經多次公開地提倡，在照顧生命末期的病人時，醫生要主動與病人及家屬談論「不施行心肺復甦術意願書」的簽署。然而當場景一換，碰到了自己摯愛的家人時，萬萬沒想到，我竟然也是這般猶豫不決、舉棋不定。

經過這場當醫生變成病人家屬的夢魘之後，我才重新領會與知道，有許多醫療上「合情合理」或「天經地義」的「例行公事」，若是換個立場、轉個角度，從病人與家屬的身分來感同身受時，個中的滋味和心理轉折，竟如「在籬笆的另一邊」那般不同！

走過這趟心路歷程以後，這珍貴的體驗亦使我深深體會到，醫療人員與病人及其家屬之間這三者，都必須要好好溝通的重要。

# 病人在想什麼，醫生知道嗎？

一位中年單身女性病人告訴我，她在二十三歲那年因為感情上的刺激，突然昏倒，以後就常常無預警地倒地抽搐。再仔細問起來，她在昏倒前常會先有腸胃不適的預兆。在我看來，問題是源自於大腦顳葉的複雜型部分癲癇，因此我提議先抽血檢查她所服用的抗癲癇藥在血中的濃度、肝腎功能以及血球數，並接受腦波檢查。我也請她將過去所做的腦部核磁共振的影像、所有用過的抗癲癇藥的名字、劑量與對藥物反應的詳細資料一併帶來讓我評估。想不到病人竟是一臉的失望表情，令我百思不解。

原來，病人之所以來看我，是因為她讀了我在二〇〇四年出版的《病人心・醫師情——我的癲癇病友》，這是我收集了過去二十幾年來幾位癲癇病人的故事，希望藉此讓讀者了解病人的身心感受，以匡正大眾對癲癇的誤解和病人的歧視。她說我在這本書裡，曾提到一位病人因受心理刺激，而有表面上類似癲癇的發作，但後來證實並沒有癲癇病，轉而接受心理輔導，而不需長期服藥。她說她所期待的是，我會發現她所患的不是癲癇，而是我在書上所提到的這種所謂的「心因性癲癇」。

我作夢也沒料到她心裡所期待的與我所告訴她的，竟有這麼大的差距，病人失望的表情使我深深體會到，一位醫者有多少時候誤解了病人或家屬的心意，而在雙方沒有交集的情形下，一廂情願地以為自己盡了最大的努力，卻沒有真正了解病人心裡在想什麼。晚上獨自坐在書房沉思，病人失望的表情在腦海裡始終揮之不去，我不覺開始思考：到底應該如何，才能真正幫這病人？

在那天的門診中，我為她看診將近一個小時，卻沒有讓她有機會說出，到底她為什麼沒辦法接受她患有癲癇的事實，是因為癲癇這疾病飽受汙名化而使她或家人無法接受嗎？還是因為癲癇而不能做平常人都能做的，像開車、游泳嗎？我雖然花時間查問病史、執行身體檢查、說明病情以及往後診斷治療的計畫，但我並沒有努力去了解她在想什麼。

這突然使我警覺到，自己常在病房教學迴診時，與年輕醫師、醫學生們強調，當我們發現病人不遵照醫囑按時服藥時，我們應該自問是否了解「病人為何如此？」而非責怪病人。但曾幾何時，我自己卻疏忽了，而如果這病人看完門診後，決定不聽從我的建議，或甚至不再回來複診時，我到底要怪誰？想到這裡，我真有一個衝動想打電話給這病人……。

我想，唯有經常自問「病人在想什麼，醫生知道嗎？」我們才能幫忙病人得到最大的福祉。在行醫這條漫漫長路上，真是活到老學到老。

# 以病人為中心的考量

在晨會裡，一位外科主治醫師報告他最近開刀的一個病例，希望透過討論，能使自己有機會對曾經做過的決定有更深入的反省。

病人是一位肝癌末期的中年男士，過去因腦部轉移而接受過放射治療，肺部轉移而接受過開刀，最近發現腹部急速脹大，證明腹腔內有一大塊腫瘤。病人因為胃腸受到擠壓，進食與呼吸都受到影響，體重銳減，腹脹苦不堪言。

病人是接受過高等教育的中產階級，對自己的病情十分清楚，他與太太都認為生命雖然有限，但追求生活品質是目前最重要的指標，由於他過去的肝癌以及腦、肺轉移均在本院治療，所以他懇求這位外科醫師能幫他把腹部的大腫瘤開刀拿掉。這位外科醫師認為，這位病人已是癌症末期，而且又有B型肝炎，肝功能指數居高不下，凝血功能受到影響，所以最初認定開刀可能反倒對病人不利。

這位醫師在會中與大家分享他做決定的心路歷程，他列出生命倫理的四個原則：「尊重病人自主權」、「助人」、「不加害」、「公平正義」，而在考量諸般得失之後，他站在「以病人為中心」的原則下，做出了「知其不可而為」的決定。

病人開完刀以後，生活品質大為改善，幾天以後就出院了。一個多月前又發現肺部轉移，因此要求過去為他開刀的胸腔外科醫師再為他開刀。最近，他回到門診告訴這位外科醫師，他十分感激幾位醫師沒有放棄他，而讓他有尊嚴、有品質地過他有限的餘生。

這位外科醫師希望大家能夠就他的決定來作檢討，因為他知道，他將來還會遇到類似的病人，而對於這種病人，該不該開刀的確是非常困難的決定。

曾經為這位病人做了兩次肺部切除的醫師也上台與大家分享，當他面對病人與家屬的殷切要求時，是怎樣做決定的。在傾聽同事們紛紛發表各種不同看法之後，我因為時間關係，無法在當場分享我的看法，姑且利用此期專欄與大家聊聊我的「另類思考」。

我認為一般人對於醫療照顧的評估，很難避免「以成敗論英雄」的態度。雖然病人夫妻目前對於他們的決定感到滿意，但是我相信一旦病人在臨終之際，很可能會後悔當初的決定，而更可怕的是，深愛他的家人在病患過世以後，將會有一段時間，對於讓病人接受這些日後看來是「多受了這麼多不必要的苦」，而有揮之不去的罪惡感。

所以我想我會勸這位外科同事，既然已經盡心盡力地為這病人與家屬打了這場明知不會贏的仗，就應該要再進一步，幫忙他們避免在不久的將來，為做這決定而後悔。應該趁著病人與家屬感到欣慰的當下，大力地、再三地肯定他們的決定，告訴他們，因為他們的堅持，才會有今天改善的生活品質，這種勇氣與果斷，實在令人激賞。

這種及時的「正向回饋」（Positive feedback）將會大大減少他們日後的懊悔與不安。如果我們隨後不做這種「心理建設」的工作，那就是為德不卒了。

如果我們醫療團隊都能秉持這種「人本醫療」的觀念，處處為病人與家屬著想，我們就會發現許多及時「開口」所表達的關懷，會比起「開藥」、「開刀」更有幫忙。春山茂雄博士曾經在他的著作《腦內革命》提到，日本醫生喜歡「開藥」、「開刀」，但大多懶得「開口」，我想我們的醫生又何嘗不是如此？

對於重症臨終的病人，我們應該了解到醫療團隊關懷的話語與鼓勵，有時會有意想不到的功能，而及時紓解病人與家屬的懊悔與焦慮，更是我們應該做到的。

然而，我也想誠懇地奉勸這位篤信「以病人為中心」的同事，今天看來是非常成功的決定，也不能作為將來如何幫忙類似病人的絕對依據。因為每位病人與家屬都不一樣，「以偏概全」將很容易造成醫療上的憾事。

我深信，唯有透過充分的醫病溝通，才能真正作到「以病人為中心的考量」，而這是我們臨床醫師做決定時，絕對不可忽視的金科玉律。

# 毫無隱瞞地告知與道歉

二〇〇七年我到華盛頓參加美國醫學院協會（Association of American Medical Colleges）的年會時，伊利諾大學芝加哥分校幾位負責醫學教育課程與醫院管理的教授，主持了一場與病人安全相關的「毫無隱瞞地告知與道歉」工作坊。聽了其中兩則故事，引起我許多的感觸。

一位麻醉科教授談及二十年前，他剛升任主治醫師，為一位鼠蹊部疝氣開刀的病人進行全身麻醉。在開刀房裡，一位年輕的外科住院醫師在病人的右邊鼠蹊部劃下了第一刀，指導教授突然冒出一句話：「我記得這病人的問題是左邊。」全場鴉雀無聲，住院醫師滿臉羞愧地趕快把傷口縫好，接著開另一邊。

這位麻醉科醫師說，雖然他不是犯錯的外科醫師，但他卻是病人在恢復室裡醒來後看到的第一個醫師，因此他非常擔心，不知要如何面對。想不到病人一見他，竟滿臉笑容地說：「我很高興來到你們這家醫院，大家都告訴我，你們的醫生照顧病人最仔細貼心，我也知道疝氣這種毛病常常是兩側性的。我一醒來發現兩邊都有傷口時，內心真有說不出的感激，你們這樣用心使得我一勞永逸，真是太好了。」

這位麻醉科醫師向我們告白說，他當時一時之間不曉得如何以對，結果就選擇將錯就錯、皆大歡喜的對策，但這二十年來，他一直無法原諒自己當時的行為。

幾年前伊利諾大學芝加哥分校的醫院院長，決心要推動全院史無前例的政策：「如果發現有醫療疏失，我們就需要毫無隱瞞地告知真相，並向病人道歉」。雖然當時不少醫院同仁都認為這無異自找麻煩，徒增醫院困擾，但他卻從一開始就主動積極地參加這團隊。他語重心長地說，「這幾年來我們的努力使我確信『以誠待人』是醫病溝通的金科玉律。如果當年醫院已經有這種制度的話，我這二十年來就不必天天遭受愧疚的煎熬。」

另外一位教授是負責該大學醫院推動「毫無隱瞞地告知與道歉」課程的靈魂人物，他也說了一個令人感動的實例。一位乳癌病人在接受化學療法的第一劑，就發生嚴重黏膜炎，整個口腔糜爛，症狀十分痛苦，她說這種治療苦不堪言，使她決定不再接受這種換來生不如死的治療。

就在這時，住院醫師才發現自己算錯了劑量，給了病人多好幾倍的劑量。由於醫院當時已全面推動這種政策，所以這位住院醫師只好硬著頭皮，在他的陪同下與病人實說發生的始末，並鄭重道歉。這位教授說他作夢也沒想到，結果不只是對這住院醫師上了一堂非常好的課，更奇妙的是，這病人想過之後，主動與化療團隊討論，決定既然這次是用錯了劑量，也許往後繼續接受正確劑量的化療，情況或許會改善，所以她願意再試一次化療。

結果這病人接受了道歉，繼續完成化療，幾年來都過著正常人的生活。這位教授很感慨地說，如果當初醫療團隊有人因為擔心醫療糾紛，而選擇三緘其口，結果病人會以為自己不宜繼續接受化療，而錯失應該可以治癒的機會。

其實美國到目前為止，並非每家醫院都做到像這家醫院這般大膽的嘗試。台灣的社會若要達到「毫無隱瞞地告知與道歉」，醫病雙方都還有很大的努力空間。

事實上，我們曾看過醫療團隊明明已是盡力而為，但只是因為醫療結果不理想，病人或家屬就「以成敗論英雄」地責怪：一定是「醫生開錯了藥」、「醫生開錯了刀」、「護士給錯了藥或給錯了劑量」等等。只要這種風氣沒有改善，單方向地要求醫界率先「毫無隱瞞地告知」，恐怕實質上會有很大的阻力。

這使我想起幾年前，因為看到有關家屬對醫生施暴的報導，而在《自由時報》寫了一篇〈不容醫師道歉的社會〉，誠懇地呼籲，「希望國人在親人不幸時都能節哀自制，體諒醫者已盡了最大的努力，醫病雙方彼此包容，而法律也應該嚴禁民眾以暴力對待醫護人員，大家用心培養祥和關懷的醫療環境，營造一個讓醫生勇於認錯道歉，竭誠幫助病人的社會。」

如果我們能夠做到醫病之間互相尊重、互相信任的地步，那時再來推「毫無隱瞞地告知與道歉」，相信醫界與大眾都會收到像上述的化療病人一樣的實惠——醫生有機會學會認錯改過，而病人也因此得到以病人為中心的醫療。

# 如何瀟灑地面對死亡

「如何面對不可避免的死亡」是一個非常嚴肅的人生議題，最近幾年由於工作環境以及自己與家人的年齡增長，使得這話題常常在我與家人、同事、朋友的閒談中出現，偶而聽到一些智慧的話語，都會在心頭激盪出火花。

二〇〇八年時有幸參加政大公共政策論壇人文關懷系列，以「人類生命的再生與複製——倫理、宗教與法律探討」為主題的演講，在「科技突破與宗教關懷」的討論中，聖嚴法師與單國璽樞機主教這兩位宗教領袖以生命與死亡為主題的對談，引起我在生死方面更多的反思。他們兩位都不諱言，自己已被醫師告知生命快到盡頭的事實，但兩人卻在台上瀟灑自如地暢談不可避免的死亡。

聖嚴法師強調，生命本來就是沒有長遠性，人一出生就註定了有一天會死，因此需要宗教或其他外在力量來增加人的安全感。他說他是一位老人、病人，是已經被醫生判定為快死的人；但他也是一位修行、一位開悟的人，他可以隨時面對死亡而沒有害怕，他深信精神不死，但肉體一定會死，所以他莞爾一笑地說：「我不怕死。」他說，宗教信仰對罹患絕症的病人是一種「偏方」，我們可以一方面激發病人的宗教熱忱，一方面可以與醫師合作接受醫治，這樣的「雙管齊下」應該是最有效的治療。

單國璽樞機主教也坦言，兩年前當他被發現罹患癌症時，也曾經像一般人一樣地不能接受，他自問自己不抽菸也不酗酒，怎會得到這種下場，但他很快地在祈禱中得到答案。「天主要我現身說法，將我自己得病的經驗，告訴癌症病人與家屬，以及醫護人員。」所以他就發願要以其餘生，告訴病人「疾病不是可怕的」、「不要在死亡的陰影下苟延殘喘」、「癌症是我的小跟班，要伴隨我跑完人生的最後衝刺」，於是他開始全國演講，與大家分享他面對癌症與死亡，以及感受人生恩寵的經驗。他笑著說，醫生曾告訴他大概還可以再活三到六個月，而今好像已經快兩年了，他依然還健在。

這也使我想起回國最初三年，有幸在慈濟大學服務時，親眼看到慈濟的團隊在心蓮病房如何幫忙臨終病人與其家屬的動人故事。迄今每當碰到病人臨終時，我都會想起在心蓮病房的一個感人鏡頭：我親眼看到證嚴法師拉著即將過世的弟子的手，「快去快回，來世再做慈濟人。」而當時病人聽了這句話以後的安詳面孔，也印證了信仰所帶來的「安全感」。

最近從開會、看書中接觸到，醫療團隊在「臨終關懷」的經驗分享時，常會提到我們醫護人員需要適時地與病人探問靈性方面的需求。想想自己將近四十年的行醫生涯，不知伴隨過多少病人走到人生旅途的終點，也看過不少病人在人生的最後階段，霍然皈依宗教而得到平靜。然而如果再想遠一點，既然我們都知道自己一定會死，為什麼有那麼多人仍然「不見棺材不落淚」呢？我也曾接觸到年輕的病人，在被發現罹患絕症時，忿忿不平地說：「我太年輕了，我現在還不應該死。」然而又有誰能夠告訴我們，人要活到幾歲才「該死」？

我聽過最讓我動容的是，已故的前台大醫學院院長李鎮源教授，生前曾到我當時服務的堪薩斯大學藥理學科演講，晚上出席台灣同鄉會的聚會時，有人問他為什麼到這把年紀才開始走上街頭從事政治運動？他回答說，當他過了七十四歲生日時，他對他的夫人說，「我現在已超過了台灣人的平均壽命，所以我不應該再怕死而不敢談政治。」而毅然挺身為台灣的民主化獻身，催生了戒嚴令的解除。

想不到在他結束過去為台灣的藥理研究帶來世界級的成就，走出象牙塔以後的這十幾年「多活的人生」，又為台灣帶來另一個嶄新的貢獻。

想想，何時才是人生終點，實在也是無法預測的事。也許用「找尋人生的意義與目的」的角度去思考，才可以協助病人面對死亡，同時也幫助自己與親友正視人生的終點。我深信，唯有透過宗教的「來生」或「永生」的觀念，或是追求人生的意義，我們才有可能瀟灑地面對不可避免的死亡。

# 我的老鼠醫師布娃娃

一位醫師友人最近參加美國西岸的一場「啟發醫者人文關懷工作坊」，工作坊要求每位與會者攜帶一樣小東西，來與大家分享這小東西帶給他的感人故事。突然間我自問，如果是我去參加的話，我會帶什麼東西。心裡頭馬上浮現出來的，就是我辦公桌上的一個高度不到十五公分的老鼠醫生布娃娃，這老鼠臉上掛個金框老花眼鏡，身上披著醫師白袍，胸口繡著「MD」（醫學博士），一副道貌岸然的樣子煞是可愛。

這是我照顧過的一位退休的護士親手編織的作品。她是我在一九七九年剛由明尼蘇達大學醫院結束住院醫師與研究員訓練以後，轉到堪薩斯大學醫院，開始教書生涯第一年所照顧的一位病人。我記得很清楚這病人罹患的是「運動神經原疾病」，也就是我們俗稱的「漸凍人」。記得當我第一次告訴她這診斷時，她無法接受，而質疑我憑什麼給她這麼「悲慘的診斷」。當時沒有大家都可以上網搜索資料的電腦科技，一般人只能聽信醫師的話，但她卻自己到圖書館尋找資料，希望證明自己不可能得到這種病。

當其他檢查都證明這種診斷是最有可能的答案時，她告訴我她有許多事情待辦，所以希望知道自己「還有多少時間可以活」。當時剛出道的我面對這嚴肅的問題，真不知如何以對。記得當我支吾其詞時，她很冷靜地告訴我，她是個獨身老人，還有許多事情需要在人生的終點之前完成，雖然自知將來會變得手腳無力，呼吸、吞嚥困難，最後會因此導致吸入性肺炎而死亡，但她更關心的是往後病情加重時，身體的哪一部位會先發生問題，才能趁早先做準備。最後她神祕地對我說，過去很會做布娃娃送給同事，但現在已開始注意到雙手的靈活度大不如前，想知道還有多久的時間可以繼續擁有這手藝。

後來她開始感到呼吸、吞嚥變得吃力，由姪女陪她前來，在我的面前簽了拒絕人工呼吸器維生的文件，並送我這個她親手編織的布娃娃。她說如果沒患這種病，她的作品一定會更好，也會更早完工。

她希望我可以看出她在這布娃娃上的用心，好好珍藏它，含淚告訴我，她在從事護理工作的生涯裡，也安慰過不少病人，但從未照顧過「漸凍人」，所以對自己未來的病情，是心中最難面對的不安，因此要特別謝謝我這幾個月來不厭其煩地回答她許多問題。她要我理解她編織這布娃娃是要表示她對醫生的敬意，「這是專門為你做的，你看得出它像你嗎？」

幾個星期後，我由她姪女的來信獲知她在家裡平靜過世。之後我們在堪薩斯市搬過一次家、從國外搬回台灣、由花蓮搬回台北，這中間不知忍痛丟捨了多少東西，但這布娃娃一直伴隨著我。

回國這十年我改變了人生跑道，走上醫學教育這條路，看的病人比以前少了很多，但偶爾碰到病人或家屬幾句溫馨的謝語，就不知不覺會想起這老鼠醫師，而由門診或病房走回辦公室時，都會有意無意地瞄一下這可愛的布娃娃。

記得幾年前一位高中生問我，怎麼樣的人適合學醫？我當時回答她，如果一個人覺得能夠幫忙別人是最快樂的事，而別人感激的眼神是他心目中最高的價值，那選擇醫學這一行是絕對錯不了。記得當時說這段話時，我也想到了這個老鼠醫師布娃娃。是的，如果我將來有機會參加友人所說的工作坊，毫無疑問的，我將會帶著它赴會。

編按：本書封底照片，即為賴醫師和他的老鼠醫師布娃娃。

# 父親的老、病、死

二〇〇八年，我抵達布拉格參加歐洲醫學教育年會的第一天晚上，接到家人急電，告知父親在睡覺中過世。他老人家在我六十幾年的生命裡，給我的身教、言教，使我終生受用不盡，而在他人生最後這幾年的老、病、死，也帶給我深遠的啟示。在轉機趕回台北奔喪的機上，沉思回顧這幾年由父親身上學到的「生命教育」，而寫出以下的心得。

「老」：三十幾年前離開台灣時，父親正值我現在的壯年，但十年前我返鄉定居時，父親已經是九十幾歲的鰥居老人。這幾年來父親聽力逐漸衰退，由失聰而變得寡言，他開始需要拐杖，後來就足不出戶，而不得不外出時，只好接受輪椅代步。生活起居也漸漸需要家人幫忙，在我由花蓮搬回台北以後，因為我與三妹兩人與爸爸較為貼近，所以他老人家在我們的百般勸說下，接受我們幫他洗澡，妹妹負責沖水，我負責擦拭，有時妹妹不小心潑得我像個落湯雞，爸爸看著我們兄妹倆的笑鬧，也忍不住露出笑容，而不再感到尷尬不自在。最近這一年多，父親各種生活機能急轉直下，而不得不雇用專人看護，目睹意識清楚的父親逐步邁入老、殘所表現的無奈非常不忍，有時我禁不住會與內人說，將來自己年老時，如果是這種生活品質，我寧可早逝，但每次說完，馬上後悔自己所說的真心話，個中矛盾只有深愛父親的我們才能了解。

最難忘的是父親令我感佩的無私，是一般老人最難做到的。當一九九八年我們決定離開美國回台定居，在電話中告訴爸爸這重大決定時，他老人家興奮的聲音，是一九九二年母親過世以來就再也聽不到的爽朗笑聲，但掛斷電話不到半個鐘頭，爸爸又從台灣打電話來提醒我們，「你們要知道我是九十二歲的老人，千萬不要因為我而做這種決定」，我與內人一時感動得說不出話來。二〇〇一年我們決定離開花蓮搬回台北，就近可以與兄弟姊妹共同照顧他老人家，他一方面難掩內心的高興，但一方面卻非常關心證嚴上人是否能夠諒解，而再三叮嚀，搬回台北以後一定要繼續慈濟醫學院的教學工作。

「病」：父親身體一向十分硬朗，二〇〇〇年住進台大醫院裝設心臟整律器時，我才發現這是他九十幾年漫長人生的第一次住院。之後他身體也再沒有什麼大毛病，直到一年多前才開始有時吞嚥困難，食物嗆入氣管而引起吸入性肺炎，導致多次進出醫院，最後不得不置放鼻胃管。而後每個月當我幫他更換鼻胃管時，他總會搖手對我表示不希望再放回去，這種進食的方式不只是讓他覺得沒有尊嚴，對一位嗜好美食的人，這種剝奪他的享受所換來的生命，究竟是否值得，也是發人深省的醫病議題。

二〇〇七年他老人家因為肺炎發高燒陷入昏迷狀態，而住進台大醫院時，醫師們詢問我們有關「不施行心肺復甦術」的意見，我才猛然發覺要幫忙摯愛的家人簽署這種決定，心理的負擔是有多麼的沉重，身為經常接觸老年病人的神經內科醫生，透過照顧父親，使我更有「將心比心」的機會，而更能了解病人與家屬內心的感受。

「死」：每當友人或病人家屬告訴我，他們親友去世的消息時，我常會反射性地安慰並詢問死者歲數，或死亡是否為預料中事。這種問法好像意味著，如果對方是老人，或是身體不好而知道生命無多時，家屬就應該會比較容易接受。然而今天我才恍然大悟，這種出自善意的問候只是凸顯自己對人生的膚淺無知。如果今天有人問我這樣的問題時，我一定會告訴他，先父剛度過一百零一個生日（虛歲一百零二高齡），而且這一年來，身體健康狀態急轉直下，但我也一定會婉轉讓他知道，這種問候絲毫無法幫忙我接受他老人家離我們而去的事實。

聽到噩耗是在布拉格，時間星期六晚上八點，臨時要與航空公司連絡，改變飛機行程趕回台灣也不知從何做起，熱鍋螞蟻似的心情使我充分領悟到「父母在，不遠遊，遊必有方」的古訓是多麼的真切。心裡一陣狂亂，直想著前一天要離台前，在父親左耳大聲地對他說我一星期就回來，他還緊握我的雙手，萬萬沒想到他那微笑的眼神，竟然是我們父子的最後一面。想不到這十年來我經常看到他，但在他人生的最後片刻，我卻未能隨侍身旁。想到這裡，我再也忍不住在機上淚流滿面不能自已。

寫完這篇文章，翻閱龍應台教授的《目送》，文集裡所流露出對父母、兒子的濃郁感情深深打動了我，尤其是她對父親的老、病、死的追憶，對趕回奔喪的我有說不出的親切感。特別是這本書的第一篇散文「目送」的這段話就像是對我說的話：「我慢慢地、慢慢地了解到，所謂父母子女一場，只不過意味著，你和他的緣分就是今生今世不斷地在目送他的背影漸行漸遠。你站立在小路的這一端，看著他逐漸消失在小路轉彎的地方，而且他用背影默默告訴你：不必追。」

我注意到書中的另外一段話：「弘一法師在自己母親的忌日，總是點亮油燈，磨好濃墨，素心書寫《無常經》：有三種法，於諸世間，是『不可愛』，是『不光澤』，是『不可念』，是『不稱意』。何者為三，謂『老、病、死』。」

我衷心希望我與家人都能走出這段哀傷，領悟到雖然父親的「老、病、死」是「不可愛」、「不光澤」、「不可念」、「不稱意」，但我們可從中學到生命的真諦，「把無法避免的考驗，化為有意義的生命經驗」，瀟灑地說一聲「不必追」，而能漸漸適應往後「沒有父親的日子」。

# 父母往生的啟示

一九七五年我出國進修時，父親年六十八歲，母親年六十六歲，兩人都十分健康。一九八三年因為肝炎病史，母親在肝病權威的友人敦促下，接受超音波檢查而發現肝癌，爾後她在台大醫院接受動脈栓塞手術，一直到一九九二年過世前，她在友人的照顧下，一直享有非常理想的生活品質，而這段時間裡也曾與父親到世界各地遊歷，並來美國與我們一家四口，共享了一段時間的天倫之樂。

然而人算不如天算，母親後來肝癌復發，幾次的動脈栓塞手術也回天乏術，後來陷入肝昏迷，而在我由國外趕回後沒幾天，就揮別人間。家人打從一開始就怕她老人家受不了罹患癌症的打擊，而決定不告訴她實情，而老人家也從來不過問到底自己得的是什麼病。

記得有一次，她在台大醫院住院我回來看她時，不知談到什麼，我突然對她老人家語帶悔意地感歎，自己當初就是為了希望父母年長以後，可以有個醫生孩子照顧他們，才決定學醫。

但想不到出國這麼久，未能隨侍身側，而父母的健康都仰賴其他醫師來照顧，實在愧對當年學醫的初衷。想不到自知時日無多的母親仍然慈祥地安慰我說，正是因為我在台大醫學院讀書，以及畢業後在台大醫院服務一段時間的關係，她才會在台大醫院受到這麼多我的學長與朋友的親切照顧。

記得她還說了一句，「你念的神經精神科的毛病我都沒有，但你有那麼多的各科專家朋友合作照顧，我才能有今天。事實上，老人的照顧決不是你一個人多厲害就可以一手包辦的。所以你雖然人在國外，但是因你的關係幫了我很多，所以你當初學醫的目的的確是有達到的。」

母親過世後，我進入一段相當長的憂傷期，而五個多月以後，我將所有的哀傷、懺悔、自責、憂鬱以一篇長達萬字的〈悼亡母憶往事〉宣洩出來，而後才慢慢地走出憂傷的深谷。

記得當《健康世界》將這篇文章附上一些照片在隔年母親節特刊中全文刊出時，幾個月來自責、懺悔的陰霾在剎那間煙消雲散，留下來的是對母親非常溫馨的回憶。

十六年後，父親以年滿一百零一歲的高齡在安睡中過世，我又陷入一段長考。然而，在父親百日的儀式裡，我發現我雖然還是一樣地憂傷，但可能是因為我回到台灣之後，參與家人對他老人家的照顧，我好像沒有像當年母親過世時那麼難以忍受的自責與懺悔，但我卻發現，我有一個更有意義的事還沒有做。

回國十年間，看到父親由步伐穩健、耳聰目明的九十一歲健康老人，慢慢地開始聽力有問題、行動也開始不便，偶爾需要有人攙扶，到後來變得需要使用拐杖、輪椅、吞嚥困難、最後一年需要鼻胃管餵食，看在眼裡，心裡有說不出的不忍與無奈。由於自己又是醫生、又是家屬的獨特立場，許多細膩的觀察心得，如果能花一點時間整理出來，應該是可以幫助目前正在照顧老年父母的兒女們。

想到這裡，不由得想起自己在門診看老年病人時，常不由自主地因病人或家屬的幾句對話，聯想到自己的父親或家人也可能在看醫生時，多問了「愚蠢的」問題或作了「不合理的」要求，而就將心比心地，耐心地與病人或家屬多解釋幾句。回家後有時也忍不住與父親提及這種經驗，而他老人家臉上所露出的微笑使我意會到，他非常高興，我由照顧他而幫忙了我的專業精進，而能好好照顧我的病人。

雖然以目前這種忙碌的生活，要再下功夫研讀老人醫學文獻，可能還得花上一段時間才寫得出來，但一想到過去在母親過世後下功夫把「感情」的部分整理出來，對自己「療傷」的好處，而今如果能夠將照顧父親的「理智」的部分好好用功寫出，因而幫忙別的老人得到更好的照顧，那將是父親樂見的事。

父親一直耿耿於懷的是，深怕他會「拖累」了我們家人，而如果能夠因為我寫出這些關於老人照顧的點滴，而在專業上有所貢獻，相信他老人家在天之靈一定會感到安慰吧！

# 醫師的老師

一位我以前在慈濟醫學院服務時曾經教過的學生，寫了一封電子信，說她已經在幾年前畢業，目前在某醫院當住院醫師，希望能在回台北探親度假的時間拜訪我。信中所流露的真情讓我十分感動，很高興昨天終於在和信醫院與她見了面。看到了臉孔，聽到了聲音，一九八八年剛回國時在慈濟醫學院服務了三年的回憶，就像相簿一樣，一頁一頁地在眼前展開。

她告訴我，彼此的結緣從她母親聽過我介紹慈濟醫學院的錄音帶開始，後來在母親的鼓勵下，她到慈濟醫學院接受推甄的面談，而我又正巧是與她面談的老師之一，這些話使我十分感動。

她後來談到我在她們還沒畢業前，就決定搬回台北，而引起學生們很大的失望。她還記得，我曾寫了一封公開信給全校同學，解釋我需要回台北就近照顧老父的苦衷，這更使喪父不久的我，陷入沉思。

二〇〇九年的某個夜晚，夜深人靜時，我在書房打開電腦，找出了二〇〇一年五月七日所寫的那封「給全校同學們的公開信」，重溫了當時的心情。

「今天傍晚就在我要離開學校來台中開會時，才聽說有些熱心的同學們在發起連署活動，要我重新考慮離開學校的決定。我心中有說不出的感慨，一方面我實在很感動同學們的好意，但也有種說不出的失望。也許我說我對你們的好意表示『失望』，是非常不公平的說法，但也許你們聽完我的話，然後再替我設身處地的想一想，就會了解我為什麼如此殷切地希望你們不要阻撓我的決定……。同學們！請你們相信我，要離開慈濟的決定，事實上比我三年前離開我的小孩回到台灣的決定還要來得困難，而現在我最不忍心離開的，就是你們這些同學。請你們體會我的心情，也許你們還很年輕，你們的父母也還年輕，所以可能沒法真正地了解我現在的心情，但請你們不要再加重我的歉疚與不安。」

每次與自己過去教過的學生見面，總會帶給我各種不同的回憶，有些學生告訴我一些我從來都不知道，或者早已忘掉的往事，而使我陷入沉思；有些學生告訴我他們現在看病人、教學生的經驗，使他們想起自己當年作學生的回憶，而帶給我溫馨的回饋；也有些學生使我想起過去教學的挫折與教訓；更有少數學生使我深深感到自己當年並未克盡教職而自責。

師生的久別重逢與多年失聯老友再連上線的喜悅非常不同，看到學生學業有成，對自己的前途充滿信心，尤其是當學生告訴你，他能體會你當年的用心時，會讓你覺得不管多忙都值得。

這使我想起最近為了準備一場以「教學的樂趣」為主題的演講，而回顧自己由醫學生變為醫學院老師的漫漫四十多年長路，並想起了好幾位影響我至深的良師益友，而感念不已。

有時想想，醫生與老師這兩條路是有許多相同的地方。事實上，醫師「doctor」這個英文字的字源來自拉丁文的「docere」，這個字的本意就是「教」，也因此醫師本來就是要能教病人，教學徒；而教病人會直接影響他們對身體健康的照顧，教學徒的更會影響他們往後照顧天下蒼生的病痛苦難，想到這裡，對「醫師的老師」這職業責任之大，不覺悚然而驚。

我曾經在有關臨床醫學教育的演講中，提出「醫師最好的老師是學生，學生最好的老師是病人，病人最好的老師是醫師」的看法。

我認為作「醫師的老師」是教學相長的獲益者，我也曾經寫了一首打油詩勉勵醫師的老師們：

又教又學　教學相長　不亦樂乎
教而不學　鬼混日子　心也難安
學而不教　應繳學費　拜師學教
不教不學　誤人子弟　應該讓賢

的確，醫師的老師們一定要能自動自發，嚴己自律，隨時主動評估自己的教學成效，這樣才對得起這影響社會至鉅的神聖使命。

# 如何原諒自己的錯誤

我有一位照顧多年的癲癇女病人，她已經看過許多神經科醫生，幾乎試用過所有的癲癇藥，然而不是對藥物的副作用太大，就是藥物對她的癲癇發作沒有改善。到目前為止，她在兩種藥物的服用下，仍然每個月都有癲癇發作，有時在門診發現她又因為發作而撞傷的傷口時，心中就會有一種歉疚的感覺。好幾次想勸她接受腦部外科手術，但因為她長期嚴重的精神病，外科醫師都不認為開刀是一種適宜的治療。總之，我每次看到她，心裡總覺得自己已束手無策，但病人母女對我仍然充滿信心，使我說不出「另請高明」的話。

前幾天當她來看我時，我發現她的眼睛有很明顯的「眼振」（nystagmus），而我的專業經驗告訴我，這很可能是因為藥物的血中濃度過高所引起，而且走路也有點不穩。雖然她自己本身並不以為意，我還是說服了她在門診接受抽血檢查。我告訴她我需要她的電話號碼，以便通知她是否藥物劑量需要調降。

隔天檢查結果顯示出藥物血中濃度果然超過治療指數相當多，但想不到她家裡的電話沒人接，而行動電話也沒開機。因為隔天即將出國，所以晚上又在家裡試了幾次，但就一直沒有聯絡上她。

想不到開會回來後，同事告訴我，這病人前幾天在家裡跌倒，送到急診處縫了幾針，我聽了以後心裡懊喪不已。前天病人與其母親來門診看病，才知道事實上她們從急診處回家以後，又跌了一次，因而頭破血流，再次被送回醫院縫了好幾針。她母親說，她目睹其中一次的跌倒，發覺這不是因為癲癇發作，而是走路不穩所導致。我一時情急，竟對她母親說了幾句重話：「妳們給我的電話號碼都不開機，也不接聽，我在出國前急著要把藥量減下來，但都沒有辦法連絡到妳們，她的這種外傷事實上是可以避免的。」

母親被我數說一頓以後，滿臉歉疚地解釋說，她的手機只用來打給別人，從來都沒有開機，而家裡的電話因為女兒的精神病很嚴重，每次電話聲響，就會加強她的被迫幻想的症狀，所以她已經有一段時間都把家裡電話的鈴聲調整到非常非常的低，所以很抱歉讓我沒辦法連絡到她們。

看到這可憐的媽媽一方面每天要照顧這個隨時都會癲癇發作的女兒，另一方面又要防止她因為精神病的幻聽與幻想，而做出一些危險的動作，而今天因為我的一番指責，竟然歉疚得淚流滿面，我才意識到自己這句「妳女兒的外傷事實上是可以避免的」是多麼殘酷的重話。看到了她的神情，我才很慚愧地意識到自己實在不是一個好醫生。

深夜我靜坐在書房做了一些省思，我相信我當時之所以如此說，一方面是為了這種本來可以避免的意外竟然發生，而非常懊惱，但我相信當時把話說重了，也是潛意識裡想藉此擺脫自己作為一個醫生給病人抽了血，但卻沒有盡到告知的責任。走出書房，與也是醫師背景的內人談起這件憾事，同時也為自己的「失態」表示懊悔，想不到內人一句話點醒了我：「你在出國前是否有試著寫封信給她？」對呀！我有她的住址，但這年頭我們用的是電話、行動電話、電子郵件，使我竟忘了這最原始的通訊方法，所以事實上我也不能全怪她們，而必須對自己的醫病溝通更加檢討。

兩天後，我在某個醫學院對上百個醫學生談醫學人文在醫學教育的重要性時，我突然間想起最近自己所做的這件糗事，於是我就告訴了學生們當天自己與病人及家屬的對話，而強調就是一位行醫四十年的老教授，有時也會在看病中發現自己未能體察病人與家屬的感受，而這種對別人感受的「敏感度」，正是我們要培育的好醫生所應該具有的人文素養。

這幾年來，我深信在學生面前反省自己的錯誤，並不一定會傷害到學生對我的尊敬，反過來說，有時因為老師坦承自己的錯誤，並提出自己將來如何改進時，反倒能給學生留下更深的印象而達到教育的目的。同時也因為自己經過這番自省，將來就不會在別的病人或家屬身上再犯一樣的錯誤，而原諒自己。

# 家後

第一次聽到台灣名歌星江蕙所唱的〈家後〉，是二〇〇九年初時在醫院臨終關懷團隊的個案討論會。

當時主持人是一位精神科醫師，他說每當他們討論到歌詞中夫妻生死離別的情境和問題時，他就想起這首歌，所以他希望大家都能有機會，細細咀嚼這感人歌詞的真情。

會後一位學生告訴我，這是他第一次在醫學討論會裡聽到播放音樂。我告訴他，這對我來說也是第一次，我反問他，會不會覺得這種醫學討論的正式場合不應該放音樂。

他非常誠懇地告訴我，他覺得主持人這樣用心的準備，把氣氛帶到更高的層次，使大家更能藉由歌聲與歌詞感受到生死的情深，而今天的討論給他留下更深的印象。

一位與我非常投緣的住院醫師最近寫了一封信告訴我，他有一位五十幾歲食道癌末期的患者，因為癌細胞侵蝕了食道與氣管，產生嚴重的吸入性肺炎，因而插了氣管內管，而被送進加護病房。雖然給了很強的抗生素，但他的身體狀況毫無起色，而主治醫師在與家屬解釋了病情之後，他的老婆代他簽下不施行心肺復甦術同意書。

就在他值班那天，這病人在凌晨五點多時，血壓開始緩緩下降，甚至出現短暫心臟停止，打完了強心針，心跳才又慢慢恢復。他馬上通知病人的家屬，沒多久他的老婆就來到了病房。

住院醫師這麼寫道：「這位阿姨進到病房，疲累的表情難掩內心的悲傷，拖著沉重的步伐，一步步地走到病床。阿姨在他耳邊說了很多感謝的話，大意是要他安心地走，然後就牽著他的手，開始唱一首台語歌〈家後〉……。悲戚的歌聲繚繞整個病房，陪著她先生到心跳完全停止。」

他也隨信附上了這首歌的歌曲與歌詞，使我再度陷入第一次聽到這歌聲時的沉思。

今天一早我把這首歌存進我的iPod，在車上一次又一次地聆聽。在這兩段重複的歌曲裡，兩段不同的歌詞道出了為人妻子（家後）對先生的真情與不捨。老夫老妻走到人生的最後階段時，彼此陪伴與回顧過去的描述，真是又可愛、又傳神、又感人，而在面臨人生無法逃避的老、病、死的關頭，第一段歌詞唱出「等待返去的時陣若到，我會讓你先走，因為我會嘸甘，放你為我目屎流」，而在第二段時，則改成「等待返去的時陣若到，你著讓我先走，因為我會嘸甘，看你為我目屎流」，如此真情的道白，讓我每次聽到這段時，就忍不住要落淚。

記得初中上國文課曾讀到革命烈士林覺民先生的《與妻訣別書》，也有一段類似的對白，但以當時的年齡實在無法真正體會這種人生經驗。今天我行醫已四十年，不知看過多少死亡，而現在聽到這透過母語唱出的歌聲，這種震撼真是不可同日而語。

今晚因為剛從歐洲開會回來，時差使我無法入眠，索性到書房再聽一次〈家後〉，突然思路澎湃，再也無法扼住動筆的衝動。寫完以後，進入臥室看到業已深睡的愛妻，心中真有一股說不出的感觸。

不管多美的人生，我們永遠無法避免這位住院醫師所描述的鏡頭，但這會在多久以後的將來發生？會在怎麼樣的情形下發生？沒有人知道……，因為人生就是充滿不可預知的將來。

當我們年輕學醫行醫時，曾經滿懷理想地以為我們可以利用所學，來扭轉別人的命運，但隨著年齡的增長與父老的凋零，我們也漸漸意識到，醫生能夠做的實在有限，而人生最重要的應該是，如何把握幸福的現在，而對瞬息萬變的將來能有心理準備。

此時心中一股衝動，很想把她搖醒，傾訴此刻心中所感，但我相信，如果我這樣做的話，回應的不是「明天一早你要上班，還不趕快睡覺幹什麼」，就是「你怎麼自己睡不著，就要吵人呢」。

忽然間，這又讓我想起了〈家後〉歌詞裡的這句話「才知幸福是吵吵鬧鬧」……。

# 醫護人員照顧自己的家屬

一位旅美多年的資深醫師同事問我，「醫師或護理人員選擇當自己親戚住院時的主治醫護人員，你的看法如何？」當時我不假思索就回應說：「我以為不妥。」但再仔細一想，在國外多年好像都沒有碰到過這種問題，而國內外醫院對這種事情也似乎都沒有明文規定，所以，我們決定在醫院臨床倫理委員會中，以「醫護人員主責照顧自己的親屬是否會造成醫療的困擾？」為主題，邀請幾位曾對這議題具有鮮明立場的同事，來與委員會分享他們的看法。

一位專科護理師告訴我們，她在母親癌末臨終前住院的幾個月，主動要求參與安寧照顧，而覺得母親因為有她的參與照顧而備感安心，而她本人也深覺能以自己之所長來照顧心愛的家人，感到非常有成就感。

一位資深內科醫師說，他曾經先後在三位親人（祖父、父親、祖母）住進本院時，充當他們的主治醫師。他說，好處是自己對他們的病情以及他們對人對事的反應，都比一般醫護人員清楚，同時也更能對其他家人做更好的病情解釋，而在醫療方面有必要時，也知道要請教醫院的哪些專家來幫忙解決問題，而且較容易做出完善的通盤照顧計畫。

他並且說，祖母後來轉院到離家較近的醫院，他發現因為自己無法主導治療，而看到祖母在氣管插管下痛苦不堪，但其主治醫師又不願意給予鎮靜劑時，使他備感心痛與無奈。因此他的結論是，能夠親自擔任親人的主治醫師，確實有很多好處，「阿公一看到是我照顧他，就放心多了」。

但無可諱言地，照顧至親的家人，會因為自己一個人扛下所有責任而感到無比的壓力，因此這時一定需要有「自知之明」，要能知道自己能力的極限，而懂得何時尋找其他同事的幫忙以及心靈上的支持。他語重心長地說，「一般而言，原諒別人比原諒自己容易。萬一因為自己醫療判斷錯誤，導致親人受傷害時，往往會引起非常痛苦的自責。」

一位專科護理師訴說，父親生前因為心臟內膜炎、肝癌而住進本院多次，最後他老人家經過多次栓塞治療，還是不治往生。她很感慨地說，「這幾次住院我都親自參與照顧，因為父親如果由其他陌生的護理人員照顧的話，一定會感到更緊張。但我因身為親自照顧至親的家人，要眼睜睜地看著父親一天比一天差，那份心理壓力，也非常大。但如果是別的同事照顧他的話，她們可能會因為我的關切，而感受到更大的壓力。同時，因為我與主治醫師的溝通良好，爸爸會覺得因為我的參與照顧，而樣樣都有人關心。」

但她同時也坦言，「我也會擔心自己做出事實上不應該再做的『過度醫療』，所以我曾經主動要求別的同事照顧他。有時候我也覺得，有別的同事照顧，我會比較放心，因為自己的能力可能不夠。實在很矛盾……。」

而另一位專科護理師也表示，自己曾經照顧過同事的家人，而深感在複雜病情或生命末期時，她承受到很大的精神壓力。

一位外科醫師認為，如果親人所得的病是自己的專長，他一定會當仁不讓，至於有人擔心因為照顧的是自己的親人，而可能會喪失客觀冷靜，導致判斷錯誤或緊張失手，他認為自己有把握不會有這種問題。但也坦承，到底自己的能力是否足夠，有時的確很難判斷，但當我們面臨困難的決定時，因為有其他主治醫師的幫忙，我們會比較容易與其他家人說明。

另一位外科醫師，則以最近因擔心自己孩子發高燒是否得到新流感，而與醫師同事爭辯的經驗，與大家分享自己事後的反省。他進一步說出照顧至愛的親人可能導致的盲點——因為自己是醫護人員，有時會不放心別人照顧自己的親人是否周詳；但另一方面，我們又不得不承認，因為我們的關係，家屬可以因而得到更好的關心；這實在是一個非常矛盾的事實。

具有律師背景的臨床倫理委員會委員最後指出，今天討論的這種情況，事實上是個人差異性很大的議題，很難一概而論。他認為，醫病之間最重要的是要能互相信賴，而每個醫護人員的心理背景不同，他們對人際關係的看法也因人而異，因此他認為這種事很難以醫院的規定強制執行。

值得一提的是，在這次討論中，我們都坦承照顧自己的親人與照顧一般病人會有所不同，也使我們不得不承認所謂的「視病猶親」的境界，要做到「不管有沒有關係，都能一樣地照顧病人」實在是非常不容易，而這也是我們醫護人員應該努力的目標。同時也有同事提出，如果我們自己照顧住院的親人，是否會分散了我們照顧其他病人的心神，而這也是我們需要注意的地方。

由這次的討論會看來，幾乎每一位醫護人員都有自己親人生病住院的經驗，但並不是大家都有機會親自照顧他們。與會者都同意，照顧自己的親人的好處是，病人對醫護人員比較信任，因而對醫院的陌生環境減少不安全感；但另一方面有可能引起的缺點是，會不會因為與病人關係太親近，而失去冷靜、客觀，而做了一些太過分的處理，並且有可能會因為一些心理上的盲點，而影響醫療的結果呢？

看來誠如幾位同事所指出的，這是一件相當具有個人差異的問題，要由醫院簡化地訂出劃一的「規範」，可能還不是時機，但「真理越辯越明」，我們應該有機會多討論、多思考與對話，進而反省這問題所引申出有關醫護人員照顧病人的態度問題。

# 幫忙年輕醫師成長的成就感

一位第二年專研醫師（fellow）的學生來訪，告訴我一段故事。她說，去年當她結束住院醫師訓練以後，到外院接受第一年內科次專科訓練，因為門診看病比較仔細比較慢，而遭受到一位性急的候診病人寫信向醫院投書。

院方要求她針對病人的控訴提出答辯，當她看完病人的投書時，心中非常氣憤，一時無法定下心來回應病人的「無理取鬧」。

但從醫院回家的路上，她再把這份投訴拿出來仔細看時，突然自問，「如果賴教授接到這樣的信，他會怎樣回應呢？」就這樣子，她開始反思，回到家後就心平氣和地寫出她的「回覆」。

想不到過了不久，她接到內科主任來電，心裡以為一定是主任要對她訓話，但沒想到主任居然親切地對她說，「妳對病人寫出的回應是如此真誠，使我非常感動。」

接著她很客氣地告訴我，在過去三年的住院醫師訓練中，她請教過我有關醫病之間的困擾，使她獲益良多，而在醫病溝通方面也學到不少。她還帶來一瓶薄鹽醬油，說她希望能讓我吃得更健康，使我備感溫馨。

晚上在書房裡不覺又想起這位學生的來訪，記得她曾經因為一位憤怒的病人拒絕與她說話而就教於我。依稀記得後來我把那個案的心得寫出，刊登於【杏林筆記】。於是我打開電腦，找出這篇寫於二〇〇六年三月以〈進入病人內心的世界〉為題的文章，而找回了這段記憶。

這是一位五十幾歲的病人，三十年前在耳下腺長了一個瘤，開刀檢查後的結果是良性，而後一直沒有再做任何追蹤，但在十年以後，才發現這個瘤已變成惡性。

而在輾轉送到我們醫院時，已發生癌細胞轉移的現象，經過化療以後，有一段時間還不錯，但後來情況轉為惡化，兩年來接受幾次相當強烈的化療，仍然毫無起色。

後來癌細胞轉移到肺部、肋膜以及心包膜，而使得他連講話、走路都很喘，動了幾次開刀引流的手術，也只是給他暫時性的紓解，病源依然存在。最後一次的開刀，也未能如願地幫他解除痛苦，令他感到非常憤怒，而對醫護人員的態度，變得冷漠、敵視，並且拒絕任何對話。

當我與這位住院醫師一起到病房看他時，我們足足與他說了快五分鐘，他卻一句話也不肯回答，甚至連看我一眼都不肯。最後我誠懇地告訴他，他對於醫者的無能為力所感到的憤怒是可以完全理解的，事實上，每個人都會步上生命的最終旅程，而他能有勇氣接受各種治療，實在不簡單。我們一般人也都無法預知自己什麼時候會死，對我而言，人生最重要的是希望在我面對死亡時，沒有後悔、沒有畏怯，不過對大部分的人來說，這是非常困難的事。

就因這句話，讓他跨過了醫病之間的鴻溝，他開始慢慢地與我們展開交談，而後回心轉意，平靜並安詳地度過人生的最後幾天，他的家屬也因此非常感激我們。

我在最後寫道，「這位病人給我與這位年輕醫師，留下一份很珍貴的學習經驗——唯有找到與病人共同關心的主題，才有辦法體會病人需要幫忙的地方。

一直到今天我才真正領悟到，唯有透過這種『同心共感』（empathy），我們才能真正地進入病人的世界，而幫忙他們找到心安。」

如今三年半過了，今天這位年輕醫師告訴我的故事，印證了她的成長，而使我心中感到無限的欣慰。

隔天一大早我打開電腦發現一封來自這位學生的問候，「在我最無助最脆弱的時候，您總是會悄悄地出現在我的眼前，告訴我可以怎麼做——雖然您並不知道您有這項特異功能。」

我發現自己熱淚盈眶，又再次覺得一九九八年時回台灣的決定是對的，能夠在國內幫忙年輕醫生的成長，使我找到難以言喻的成就感。

# 醫生蛋的孵育

記得我還在醫學院念書時，父親常笑我是「醫生蛋」，他告訴我日本人都稱醫學生為tamago（蛋），而今天聆聽一位醫學生的個案討論，使我深感能夠參與「醫生蛋」的孵育工作是件非常有意義的大事。

一位實習醫學生將她最近照顧的個案所引起的省思寫出一篇報告，在我們定期的醫學人文討論會與大家分享。

這是一位六十幾歲的退休工人，被發現攝護腺癌合併骨頭與肝臟轉移，接受過數次化療以及荷爾蒙治療，並且為了腫瘤產生的肺部積水，而在左側胸部放了一根引流管。最近因為化療引起血小板下降，導致顱內雙側硬腦膜下出血。到了這種地步，兒女還是不忍心直接告訴父親病情的實況，而希望由主治醫師婉轉告知病人，並希望能留最後一口氣回到家。

想不到，還來不及讓病人完全了解病情之前，病人竟在她值班的晚上，病況急轉直下，而家人也來不及全部趕到，他就與世長辭了。

這位醫學生寫道，「一切都令人措手不及，但是病人太太表現出的冷靜堅強，以及在病人耳邊的話語，令人分外不捨……。」

「當晚稍早，家屬曾經很直接地要我們說出，是不是該回家？但我們認為時候未到，可以等到生命徵象呈現不穩定時再回家，但想不到，這病人竟然走得這麼快。」她最後寫道，「等到醫院工作人員把他的遺體帶走之後，凌晨一點五十分，學姊沒吃晚餐，我靠在桌子上發呆，護士姊姊遞來一塊鹹鹹的米果，我突然感覺到這份工作背後蘊含的深沉無比的厚度……。讓我最難過的倒不是病人的離去，或許這樣措手不及讓我錯愕，但是讓我難過的是，我從頭到尾不知道他對自己即將離世的看法。」

這學生反省著：「所有我們做的，看似合乎常理的一切醫學處置與討論，乍看之下好像都是為了患者好，但其實都只是隔靴搔癢。家人一直不忍心打碎爸爸求生的希望，我們都以為時間還有很多，和病人談論瀕死議題，總令人有股莫名的恐懼，難以啟齒，這個看似殘忍的行為，難道真的是殘忍，且沒有一點價值嗎？」

最後她引用美國華裔醫師作家——陳葆琳（Pauline W. Chen）的一篇文章：〈經常平靜地談論瀕死〉（Talking Often, and Calmly, About Dying），「這篇文章告訴我們，許多研究顯示，病人通常在知道真相後會感到釋然，通常未知的狀態比知道壞消息更讓人恐懼，而且告知真相，不只對病人有益，對家人和醫病之間也有益處，家人能夠充分調適與面對摯愛親人的離去，也將對醫病關係更加信任。我們不時會自然而然地想替病人做決定，有些事情到生命的末期照顧，似乎都要再三思。如果有下次，我想我會⋯⋯。但是如何來做？這真的需要足夠的智慧、專業的訓練與一定的人生經驗才能達成。」

聆聽這位實習醫學生唸完這篇文情並茂的報告以後，與會的同學們紛紛發表他們的看法，而老師也加入討論，綜合起來，我們的心得可以列述於下：

一、我們應該努力從病人與家屬的立場，了解他們對生命的看法與價值觀，而在癌末病人的照顧上，一定要設法幫忙病人與家屬們了解安寧療護的意義。對癌末病人本身告知病情是非常困難的醫病溝通議題，尤其東西文化迥異以及個人與家庭想法的差異，更是棘手。就如這位同學所說的，「這需要智慧、專業的訓練，還得具有一定的人生經驗才能達成。」

二、對於瀕臨生命末期的病人，醫療人員有時基於關心，導致多做了一些於事無補的醫療行為，這種所謂的「過度醫療」，常會在事後引起醫療人員的懊悔與不安。

年輕的醫師與醫學生，尤其容易發生這種問題，而資深師長的安慰與疏導，尤其能幫忙他們拿捏「做到什麼程度才是最適合」。不過我們也需要時常提醒自己，到底這是為了診斷，還是治療？因為有時只是為了醫學診斷上的好奇，但其結果，並不會影響病人的治療時，就不應該為末期病人進行危險性高的診斷手術。

三、醫者常因自省而自責，今天這位關懷病人的好學生，就充分地顯露出她的自責，而同學們聽了她的告白以後，也有各種不同的看法，聽到他們用各種說法安慰這位同學，此情此景使我十分感動。

我很坦然地告訴他們，有些病會使我們醫者感到無能為力，這時我們也只能以「盡人事、聽天命」的態度來應對，但千萬不要「以成敗論英雄」來對自己作無情的指責。最重要的是我們要捫心自問，我們是否已經盡了全力，而且我們是否以病人為中心作考量。

聆聽這些「醫生蛋」的互相交換心得，我不得不承認，這群年輕的醫學生，比我當年求學時，對於病人的照顧以及對生死的思考兩方面，是更加深入的。尤其是這位醫學生所表現的赤子之心、主動查詢資料並提出討論的態度，更令人激賞。

最近常有人憂心年輕一代醫學生的學習態度，但我卻有時會感受到，他們在某種層面上，因為整個社會的自由奔放，而在照顧病人方面有更真情的流露，更讓我看到明天的希望。

想到這裡，我也深感自己有機會作醫師的老師，能夠在他們的學習過程當中，適時給予指導幫忙，感到責任何其重大！在這過程當中教學相長，也使我找到自己工作的意義。

# 追思我心目中的醫界典範蘭大弼

二〇一〇年台灣時間三月二日下午四時，我接到蘭大弼醫生的大媳婦Jane的通知，才知道他老人家在英國時間當天上午六時過世，一時思潮洶湧，過去的畫面一幅一幅地浮上心頭，久久未能平息。晚上無法入睡，就把電腦裡過去自己寫過的有關蘭大弼醫生的文章，以蘭大弼醫生為題的演講、照片、影片以及彼此的通信做了一番整理，並選出四張珍貴的照片加上說明，寄給了他的大兒子Don，並誠摯地向他的家人致哀。

記得去年九月最後一次到倫敦探望他時，他的記憶衰退與步伐不穩，已明顯地看得出他再也不可能繼續獨居的生活，而當天也正好他的大兒子與媳婦來訪，所以我們又談到這問題，但他老人家堅持要繼續住在這他與深愛的家人共同擁有美好回憶的老家。

想不到一個月以後，彰化基督教醫院的陳醫師拜訪他時，發現他倒在地上多時，無法自己站起來，緊急送醫才發現髖骨骨折，接著開刀，而後轉入老人院，每下愈況，最後終於陷入昏迷，而安詳地過世。

回想自己與蘭醫生第一次的結緣，是快四十年前我在台大醫院當神經精神科總住院醫師那一年，他來參加台大醫院的臨床病理討論會（Clinico-Pathology Conference, CPC）。

那天是我負責報告一位照顧很長一段時間的急性間歇性紫質尿症（Acute Intermittent Porphyria）的病人過世以後，接受病理解剖的討論會。事後他恭喜我的「成功首演」，而及時地教了我一個以前我從沒聽過的英文單字，debut（源自法文，意為「首演」）。

以後我就再也沒有機會見到他，一直到一九九六年我從美國利用教授休假到英國倫敦Queen Square神經學研究中心進修時，才有機會拜訪已經退休返英多年的他，而這一次的拜訪竟然帶給我的人生一大轉折。爾後每次到歐洲開會我都會去倫敦拜訪他老人家，每次都是心靈上「滿載而歸」，而在回程的機上振筆疾書，及時寫出心中的興奮。這幾天一直沉浸在我的「記憶倉庫」裡，重溫過去蘭醫生給我的啟示，而寫出這篇追憶。

首先映入眼簾的是，我一九九六年第一次到英國拜訪他在Coulsdon老家時的一段對話。當時由於看到他身在英國，但心在台灣的樣子，我激動地對他說，他與台灣非親非故，但父子兩代四人（父親蘭大衛醫師、母親連姑娘、太太高仁愛醫師）都把他們的一生幾乎全花在台灣，為我們的同胞服務；而我身為台灣人，但卻長年滯留在美國，看美國病人，教美國醫學生，面對這位身為英國人卻畢生貢獻給台灣的他，我感到非常的不安。

想不到蘭醫生聽了我的話以後，拍拍我肩膀親切地說，「我不是台灣人，但我愛台灣，幫忙台灣。你不是在美國出生，但是你愛美國人，幫忙美國，我們大家都這樣為別的國家人民服務，明天的世界不是會更美嗎？」一直到今天，我還是不會忘記他講這句話時，那種真摯誠懇的表情……。

當這次初訪結束時，他堅持要送我到火車站，而在火車開動時，我望著頻頻揮手的他漸漸逝去的身影時，心中有說不出的激動。我還清晰地記得，就是這一次的訪問點燃了我想回國的心，而二年後當我決定束裝回國時，他是我第一個寫信告知的友人（很可惜地當時自己並沒有留下備份），而我發現我在一九九九年所寫的一篇〈蘭大弼醫師的花蓮慈濟行〉有這麼一段話：

「蘭醫生接受成大醫學院成立十五週年慶的邀請回台演講時，我已經回台參加慈濟醫學院的行政工作半年多，而他也欣然答應我們的邀請到花蓮來訪問。在花蓮火車站見面時，他第一句話就是說我在回國前曾寫信給他提及想回國，他非常高興，但他認為這是一個非常大的個人決定，而他也實在不敢隨便加意見，所以一直沒有給我回信，但他非常高興我終於能把想了那麼久的回國夢付諸行動。」

他到精舍與證嚴上人的見面是一幅珍貴的歷史鏡頭，聆聽兩位台灣榮獲醫療奉獻獎的仁者對談，更是心靈上的最大享受。他們彼此互道仰慕，而在回應對方恭賀自己的成就時，都同樣謙虛地回答說，這都是由於周圍有那麼多的台灣人幫忙，他們才能完成他們所做的事。

蘭醫生雖說在一九八〇年退休以後就回英國，但他仍然能以道地的台灣話與證嚴上人交談，而上人也對他的台語讚不絕口，而蘭醫生也處處表露出對台語之美的懷念。

真想不到二〇〇五年我去倫敦拜訪他時，他還津津樂道幾年前拜訪證嚴上人的回憶，更妙的是，他說他還記得當時用了一句台語不太得當，「很高興給我這個機會跟證嚴上人交陪」，而上人告訴他，「交陪」這個字用在這個場合並不太對，他說到現在一想起來，都還覺得很尷尬。「可能是太久沒有用台語說話，剛回台灣說起話來一點都不會『輪轉』。」在這次的訪談當中，蘭醫生告訴我，他很喜歡台語的「心適」這個字，他說這是非常有意思的話，含意不只是「有趣」而已。看他打從心裡地稱讚台語之美的神情，我禁不住想說一聲，「我多麼希望國內一些刻意矮化台語的統派學者，也能聽聽蘭醫生所說的這番話。」

這次的花蓮行他也以「如何作一個好醫生」為題目，用英文穿插台語，為慈濟醫學院學生作了一個鐘頭的特別演講。蘭醫生追憶他在台灣的童年，以及告訴學生們有關西方醫學傳入台灣的一些歷史故事，接著，蘭醫生為學生們介紹「希伯克拉底誓詞」的尊重病人隱私、中國孫思邈強調醫生的道德情操以及「日內瓦宣言」所強調的對病人權益的尊重。他說，「機器沒有仁慈，放射線無法表現同情（A machine can not show kindness; radiation cannot show sympathy）。」而告誡學生千萬不要只會安排病人做這做那的檢查，而沒有好好聽病人的話以及檢查病人的身體。最後他提出他的看法，認為一個好醫生必須要有憐憫（compassion）、仁慈（kindness）、忍耐（patience）、願意傾聽病人的話語、尊重「病人也是人」、鎮定沉著（calmness equanimity）以及對人的關懷。

他列舉幾位台灣的好醫生與醫院（杜聰明教授、謝緯醫師、門諾基督教醫院、慈濟醫院、陳五福醫師），史懷哲醫師以及為地雷受難者仗義執言的英國黛安娜王妃與同學們共勉。最後他語重心長地勸學生，「你們要自問自己是為了什麼進入醫學院？為了賺錢，為了求知上的滿足，這都沒有錯，但這並不夠，不要忘了有很多被社會遺忘的人等著你去幫忙，關在監獄的犯人是否在醫療健康方面得到照顧？到都市謀生的原住民的醫療健康問題是否已得到照顧？醫療的人道問題是永遠存在的，你們隨時要提醒自己，你的夢是什麼？」當我現在在電腦裡重溫這段演講時，我還清晰地記得他當時說話的誠懇模樣。

最後不得不提的是，當他二〇〇四年回台接受台南神學院頒給他的榮譽博士學位時，我與他在走回彰化基督教醫院的路上，有個男人騎著腳踏車看到他，就把腳踏車一丟跑了過來，問他說您是不是蘭醫生，蘭醫生已經離開台灣快三十年，居然還有人記得他，這也使得他十分驚訝。蘭醫生說：「是啊！」然後這個人就跑過來緊握住他的手，含著眼淚說：「蘭醫生，我母親以前生病的時候，都是你們彰化基督教醫院的醫生照顧她老人家的，而每一次也都是你們幫她醫好的，那時我們家很窮，您都不跟我們收錢。我們家人到現在都還在感念您。」

蘭醫生聽到這個故事眼淚都流出來，我剛好在旁邊，所以趕快拿起手邊的照相機，照下了這兩個人熱淚盈眶、緊握彼此雙手的神情，而這珍貴的鏡頭就成了我每逢談到「醫病關係」時，都會與聽眾分享的好故事。今天在緬懷蘭醫生乘鶴仙去的當兒，這「最美麗的醫病關係」的鏡頭又出現在我心頭……。

我相信蘭醫生在台灣不只是在醫療服務方面幫了無數的病人與家屬，他也教導培育了不少好醫生，而他的身教也不知感動影響了多少醫護人員。蘭醫生，安息了，我們永遠感念您！

最後我要感謝住在倫敦的好友梁信忠先生夫婦，我每次去拜訪蘭醫生時，都是他們載我去，而他們過去幾年也在起居方面幫了蘭醫生很多忙。

# 醫者的盲點

二〇一〇年五月參加了在彰化基督教醫院舉行的蘭大弼醫師追思儀式以後，心裡一直在想，到底他老人家的哪句話我最喜歡。結果我發現，「知識分子的傲氣是醫生共同的弱點，我們醫生需要以謙虛的精神來對待我們的病人」這句話，最能點出醫者的盲點，而這星期以來一連兩樁事，更印證了蘭醫生仍是我迷惘中的明燈。

有一位我照顧多年的三叉神經痛女病人，雖然幾年來藥物控制已使她不再有痛不欲生的劇痛，但她還是決定接受友人的推薦，前往美國接受手術治療。前幾天她來門診，要求我利用健保幫她安排手術前心電圖與血液檢查。當天我不曉得怎麼想，一聽到她要到國外醫療，卻要利用健保先做術前檢查，就臉色一沉，不太友善地說了幾句，面有難色地為她開了這些檢查。

深夜在書房突然想起白天在門診所發生的不愉快，才想到這位病人事實上一直住在台灣，相信她是平時納稅的國民，當然名正言順地可以享受健保，而她個人在長年藥物治療仍無法根治之下，想選擇開刀也是醫學上合理的決定。至於她決定不在國內尋求開刀，而願意自費求助於美國的外科醫師，也是她個人的自由，而要求健保負擔術前所需的這些並不昂貴的身體檢查，也是合情合理，自己實在沒有理由反應得那般激烈。想到這裡，心裡不覺十分愧疚不安。在她回來看報告的前一天，我在電腦上查出她的所有檢查結果都是正常，並沒有任何開刀的禁忌，於是就把這些資料印出來給她帶去美國，同時也對她坦然道歉我當天的態度，並預祝她到美國開刀一切順利。這病人看到我的態度與上次判若兩人，才釋懷地說，當天她回家以後越想越不對勁，深覺我一定是錯把她看成長年居住國外，平時不納稅、不繳健保費，一生病才回台灣要求享受健保的國人。她對我態度的轉變，感到十分高興，一場緊繃的醫病關係就在我看到自己的盲點之後而紓解，而我也放下了心中的一塊大石頭。

我的祕書與我工作多年，一直十分體貼我工作上的壓力，最近因為一個重要的院外會議排在門診日的下午，因此她主動打電話提醒當天上午的病人來看診時需要準時，同時因為發現一個約診的空檔，而邀下一位病人提前到診，使我能及時看完門診趕上開會。但偏巧當天有一位病人的病情出乎意外地複雜，而我用了比往常更多的時間，結果這一位被她要求提早到診的病人反而枯坐了一段時間，因而表示不滿。隔天祕書小姐與我提及這件事，我才恍然大悟病人不高興是怎麼一回事，但想不到她為了這件事，用心地寫了如下一封信：

親愛的病人與家屬　平安！

長期以來，和信醫院的醫護人員無不秉持著「以病人為中心」的理念照護每一位病人，尤其身處驟變、價值觀迷思的醫療大環境下，因為尊重生命、視病猶親，我們理念的堅持也已深化在台灣每個角落。

病人來看診，可能因為當時病情關係，醫生需要花比較多的時間看診，因而影響了之後準時報到的病人，讓您久候，然而這樣的情況也可能發生在您的身上，謹在此誠摯地期盼您的諒解，因為您、我的「同理心」，對一間真的用心在病人身上經營的醫院是一種鼓勵與肯定，感恩再感恩！如您有任何的問題與疑惑，歡迎您來電。

她希望我能請門診的護理人員將這封信發給我的候診病人，我說，「妳已經那麼忙，實在不需要因為一位病人的偶發事件，而花這麼多精神做這種事。」想不到她說，「如果我們真正關心病人的感受，難道不應該告知病人這種可能性嗎？」這句話才使我猛然頓悟，自己平時一再強調醫者告知的重要性，但瞬間的反應證實了自己「言行不一」。這也使我想起最近看的一本新書《父親教我的人生功課》的一句話，「……努力不讓上漿的白袍成為面對人類痛苦的個人盔甲」。

謹以蘭醫生的這句名言：「我們醫生需要以謙虛的精神來對待我們的病人」，與醫界同仁共勉，讓我們大家一起努力去除白袍帶來的盲點。

# 還有能夠做得更好的地方

前陣子，一位已經懷孕二十八週的少婦來門診看我，希望能聽聽醫生對她目前服用抗癲癇藥是否適合哺乳的問題給予意見。這位病人九歲開始有癲癇大發作，但是已經有五年都沒有發作。這是病人的第三次懷孕，第一次懷孕時因為她剛換了新的職業，所以她選擇人工流產；第二次是因為當時在服用另外一種產生畸胎可能性較高的抗癲癇藥，所以她的醫生勸她墮胎。這次懷孕之前，她在醫生的指導下換了另一種較安全的抗癲癇藥，同時開始每天服用葉酸（folic acid），以降低因為母親服用癲癇藥而引起畸胎的可能性，並且遵照醫囑在懷孕後十六週做抽血檢查、二十二週做超音波檢查，而結果也都正常。

與她詳談以後，我告訴她，因為她目前所用的這種藥物透過乳汁分泌的濃度非常低，因此一般癲癇文獻上都認為如果病人希望哺乳，我們並沒有明顯反對的理由，病人聽了也非常高興。

想不到快兩個月以後，她打電話來告訴我的祕書，再幾天她即將接受剖腹生產，而她的公婆強烈反對她哺乳，使她十分為難。她在電話中說，公婆意見很強，「除非醫師願意白紙寫黑字，保證不會影響胎兒，她才有機會哺乳。」

當我回電時，從電話中的語氣可以聽得出這位孕婦的焦慮，她深知哺乳的好處，而自己也非常希望能夠做到，但她也認為要醫師負所有責任是不合理的，所以她也提及另外一位醫師的折衷建議，要她把抗癲癇藥暫時停掉，因為她已經有那麼久沒有癲癇發作，但她又擔心這樣會不會導致癲癇復發。我告訴她，當我碰到臨床上很難作決定的兩難情境時，我的原則是以病人為中心作最後的考量。由於小孩出生以後，媽媽常需要晚上起床照料嬰兒，所以睡眠品質會嚴重受到影響，而有時就會導致癲癇的復發，因此雖然五年來都沒有發作，但產後驟然停藥，時間點上不是很安全的決定。討論了許久，最後我反問她，如果以牛乳代替母乳，對她來說有什麼問題？電話中她頓了一下，然後很坦然地説，其實這樣做也許最能夠解決家人的顧慮，而自己也認為雖然母乳有許多好處，但在百般思考之下，放棄哺乳似乎是比較兩全之策。在電話結束時，她誠懇地謝謝我為她所花的時間。

當天晚上我在書房想起這病人，如果不是她的公婆如此不合理地要我「書面保證」的話，我想我會以文獻上的資料以及自己的臨床經驗，全力支持她選擇哺乳的決定。於是我上網再查一下最近美國小兒科醫學會對服用這種抗癲癇藥的母親哺乳的意見，結果發現他們仍然維持非常正面的鼓勵態度，但當我找尋這抗癲癇藥的藥廠聲明時，我才發覺藥廠因為法律責任的考量，而聲稱這種藥雖然透過母乳的量非常少，但為了胎兒的安全，公司並不積極推薦服用此種抗癲癇藥的母親哺乳。這也使我非常感慨，醫療碰上法律時，有時為了自保，而未能盡全力幫忙病人圓夢。

幾天以後，我把這個案就教於醫院臨床倫理委員會，我坦承當家屬如此「蠻橫地」要把責任加在我身上時，我發覺自己竟未能堅持自己認為是對的醫療，而希望委員們能告訴我，如果他們碰到這種類似情形，他們又會如何處理？有一位委員直言：「如果我是你的話，既然你想替病人作最好的決定，而她的公婆似乎是家中唯一強烈反對的人，那麼我會建議病人請她公婆來門診，讓你有機會與他們好好說明。也許你的病人誤會了公婆的意見，而經過溝通你可以得到皆大歡喜的決定。」

回國走入我人生的第二春，主要精力都灌注於醫學教育有關工作，而不知不覺對臨床工作已不再像以前一樣照顧那麼多的病人，今天這個個案所引發的討論與自省，才使我感覺到自己已不再像過去一樣，會主動「多做」一些一般醫師不會去做的事。這位同事的一句話頓時使我茅塞頓開，的確我今天碰到困難就改變立場，並沒有真正以病人為中心，而盡到最大的努力。

我很珍惜工作環境中有一群有理想，且能互相切磋的好夥伴，隨時提醒我，「還有能夠做得更好的地方」。

# 醫師與社會

# 教導社會大眾正確的醫學常識

幾個月前，一位病人與她母親一起來門診看我。病人的主訴聽來相當不尋常，一年多來幾乎每個月都會有一、兩次，在工作中突然站起來，喃喃自語：「好冷喔」，然後走到辦公室的冷氣機前關掉冷氣，在冷氣機前徘徊一分多鐘，而後慢慢恢復。

病人不太清楚自己這期間的所做所為，但同事們告訴她，大家都不了解為什麼只有她一個人覺得冷，而且大家也都不同意她大熱天關掉冷氣。

她告訴我，她的一位登山朋友因為看了我在《自由時報》發表的〈老師，請您幫幫癲癇病童！〉的文章（二〇〇二年八月二十六日），而認為她的毛病就像文章裡所說的「複雜型部分癲癇」。

再仔細問下去，這位病人在六歲時曾得過腦炎，而她所敍述的這種突發的不自主行為，以及事後沒有記憶的問題，也的確很像來自顳葉的癲癇。這種癲癇有各種不同的前兆，有時病人會突然感覺溫度的變化。

病人的神經學理學檢查與腦波完全正常，但磁振攝影發現右大腦輕度萎縮，我告訴病人她朋友猜測的診斷是正確的，而吃藥絕對能防止發作。

病人半信半疑，而病人的母親則再三表示：「癲癇不就是我們說的羊癲瘋嗎？那是一種會昏倒在地上口吐白沫，全身很難看的樣子，我女兒症狀完全不一樣，哪裡會是呢？」

一個月後，病人回到門診，說她已經一個多星期沒有再發作，不過她不喜歡服藥帶給她暈暈的感覺，並與我爭論她的毛病不可能是「羊癲瘋」。我好好地開導這位病人，說服她接受癲癇的診斷，讓她相信只要規律吃藥，癲癇是可以治療的，四個多月來，她再也沒有發作。

她非常感謝我，開始覺得生活上充滿信心。她並語重心長地說，其實癲癇也不像想像中那麼恐怖，而且同事知道她在服藥，也絲毫沒有輕視或排斥她。

每當發現自己能夠幫忙病人改善他們的生活品質時，我就不由得感到十分激動，這可能是醫者之所以對自己的工作樂此不疲的主要原動力吧！

一九九八年離開美國回台時，就決定將「教育」與「服務」擺在「學術研究」之前。想不到回台後，才更深深體會教育的對象並非只局限在醫學生與醫生，更應該在教育社會大眾。

當我看到一篇在報紙發表的文章，而能使病人及早診斷和治療時，我打從心底感到興奮與驕傲，同時更使我深深覺得，教導社會大眾正確的醫學常識，應該是醫生責無旁貸的使命。

# 認識疾病、消除偏見

我在美國從事癲癇方面的研究、服務、教學多年，因為長年與這種病人接觸，才使我意識到大眾對疾病的認知，嚴重影響社會對病人的態度。

癲癇病人是因為大腦有突發的不正常電波出現，導致有些病人會突然口吐白沫，抽搐昏倒，有些病人會突然做出一些身不由己、也不自知的動作。很不幸地，幾乎每一個文化早期都會把這種病與「鬼魂附身」聯想在一起，而對這種病人產生懼怕與排斥。

當我問起癲癇病人他們最大的願望是什麼時，許多病人告訴我「希望不會被別人看不起」、「希望有一天不怕別人知道我有癲癇」、「希望能夠像正常人一樣結婚、生孩子」。我這才了解到，醫生的任務不應該只是開藥把癲癇控制下來而已，我們更需要去改變社會對癲癇的認知，讓大眾對這個病的誤解可以消除，使病人得以去除心理的陰霾。

一九九八年回國以後，我發覺不只是我所關心的癲癇病，在台灣還有一些其他的慢性病也都遭到誤解與歧視，因此，一九九九年我們在慈濟醫學暨人文社會學院首開一門「疾病、誤解與社會偏見」的選修課。

當時課程包括八種在台灣普遍遭到誤解與偏見的疾病：癲癇、癩病、愛滋病、精神病、藥物濫用、自閉症與智障、結核病、糖尿病。授課老師均為對該病學有專長，並且非常關懷該種病人福利的醫師。

每種疾病授課兩小時，首先由授課老師介紹該病在人類歷史的發展、疾病的診斷、治療與癒後，讓同學對此病有正確的觀念，爾後有些老師安排該病患者與家屬來課堂上與同學見面，讓同學有機會聽聽病人的心聲；

或觀賞病人約談的錄影帶，並預留充分時間讓學生發問；或由老師主導，進行有關該疾病的認知及態度的探討。

課程開辦之後，深受學生們的肯定，每年也經由學生的反應而刪增不同疾病主題，據問卷調查顯示，上課以後，學生因為對這些疾病的了解增加，進而對這種病人的態度有顯著改善。

在當時的慈濟基金會文化志業副總執行長（現人文志業中心執行長）王端正先生的大力支持下，我們邀請這幾年來參加授課的老師撰寫他們所介紹的十一種慢性病，將之彙整成書，由慈濟文化志業中心出版《照亮黑暗角落——傾聽社會、消除台灣社會偏見》一書。我們衷心希望透過這本書，可以幫忙更多人認識疾病、消除偏見。

# 當病人不遵從醫囑

病人不遵從醫生的囑咐，常帶給醫生很大的挫折感，尤其是像我這種專門治療癲癇病人的醫生，碰到這種情形，特別感到力不從心。

癲癇是一種腦電波突發異常而引起發作的腦病，唯一的治療方法就是定時服藥，以維持血液中穩定的抗癲癇藥物濃度，才能控制不定期出現的異常腦波。

如果碰到不聽從醫囑的病人時，不管診斷多麼正確，開的藥多麼有效，只要病人不按時把藥送入體內，醫生們也無能為力。

門診看病時，我總是多花些時間與病人解釋，為什麼需要吃藥、如何吃藥、注意吃藥時間，以及可能發生什麼副作用，而後再給病人一份簡單到小學三年級程度都可以看得懂的書面解釋，讓他們帶回細讀。

記得在國外時，有一位醫學生問我，為什麼要花這麼多時間與病人解釋？我笑著告訴他，如果病人不按時吃藥，癲癇發作送到急診處，我可能三更半夜就會被急診處叫醒，所以還是未雨綢繆，好好對病人解釋用藥的細節、說明按時服藥的重要，「及時的一針，可以省去日後的九針（One stitch in time saves nine.）」，學生聽了也猛點頭同意。

然而，回到台灣，我卻發現用家鄉的母語對自己的同胞勸說，反倒抵不過病人、家屬朋友對中藥的偏好或對西藥的偏見，有時真有說不出的挫折感。

有一天，我碰到一位病人，為了不能停藥而感到懊惱。我福至心靈，就問他：「你有沒有吃維他命？」病人說：「有啊！」我就問他，「那你有沒有想過，什麼時候可以不用再吃維他命？」病人馬上領悟到我問這話的意思，而會心一笑。

很明顯地，維他命對他說來，是為了繼續維護健康而服用，但當他服用抗癲癇藥時，他就會覺得自己是因為不健康才需要吃這種藥。說穿了，這都是觀念在作祟，而真正關心病人的好醫生，就要能有辦法使病人了解病情，改善就醫的態度，而與醫生合作，共同努力把病治好。

走筆至此，突然領悟到「當病人不遵從醫囑」，其實就是代表著醫病關係的失敗，而醫病關係的失敗，有時也不一定是病人單方面的錯誤，醫生方面也需要檢討。過去自己一味怪罪病人或家屬的教育程度、不細心、錯誤觀念、缺乏合作，但卻忘了醫生自己也應當反省。

「如何與病人及家屬溝通」，使我真正領悟到「醫術是一種科學，也是一門藝術」的名言。

# 免受不實廣告之害

一位六十多歲的男人，一早醒來發現舌頭咬破流了不少血，但自己卻渾然不知晚上睡覺時發生了什麼事。他的友人是胸腔內科醫師，一聽到這問題，很有警覺性地懷疑這是癲癇發作，因此介紹他來看我。

雖然神經學身體檢查完全正常，但這種年紀才發生癲癇發作是非常不尋常，一定要追查是否腦內有所病變。結果頭部磁振攝影發現左側大腦顳葉長了相當大的腦瘤，經過切片檢查，確定是神經膠質瘤。由於病理學上的判斷為良性，而長瘤的部位又相當接近重要的語言區，所以我們不建議他冒然接受開刀或放射治療，而決定採用較保守的辦法，只勸他每天服用抗癲癇藥物，六個月後再接受一次頭部磁振攝影。

這種病人一定要非常小心追蹤，一旦發現腦瘤增大，就需要採取更積極、但也較有危險性的治療。想不到不久後他告訴我，他聽從弟弟的建議，要去中國大陸接受祕方治療。並希望我能開張診斷書，好讓他帶去中國看這位號稱是腦瘤專家的中醫師。他告訴我這位中醫師一定要病人有西醫證明確定有腦瘤，才肯使用他索價甚高的祕方。這位病人很感慨地說，只要能帶回來健康，花多少錢都值得。

站在「幫助病人」以及「尊重病人自主權」的基本醫學倫理的原則下，我也不得不開給他所要的診斷書。

事後我越想越覺得不妥，對於這種未經科學證明的治療，我非常擔心它不只無效，還會影響我們為他設想周到的治療計畫。於是我聯絡了介紹他來看我的醫師朋友，希望他能規勸這位病人。

想不到這位老友竟告訴我他本身非常痛心的往事。他太太與乳癌奮鬥了快十年，最後一再復發，而於一年前過世。病人本身雖然是台大藥學系的高材生，而先生是內科名醫，但到最後也接受了沒有實證科學的治療，服用好幾種號稱治癌特效的「祖傳祕方」，而花了一百多萬的冤枉錢。

友人傷心地告訴我，「罹患絕症的病人與家屬，就像是溺水的人，他們當時的心情是，看到一根蘆葦也要抓」，而有些騙錢詐財的郎中就利用這種人性的弱點，趁火打劫，真是令人齒冷。他說他可以充分了解這位病人想要去中國求醫的心情，所以他絕對會與他溝通，好好了解這位中國醫生的背景。

四大醫學倫理之一的基本原則是「不加害病人」，身為醫者，有責任走出象牙塔，提供大眾正確的醫學知識與就醫態度，保護病人免受不實廣告之害。

# 專業的分寸

二〇〇六年時我到紐約參加兩年一度的渥太華會議，這是一九八四年由加拿大開始，兩年一次在北美與歐洲交替舉行的國際醫學教育會議。這年開會的議題，多與醫學教育如何重視「人性關懷」與「專業精神」有關。我參加了其中一個以 Professional boundaries 為題的工作坊。

在工作坊裡，以DVD舉出發生在大學醫院醫療上的一些例子來引發與會者的熱烈討論。在影片中，一位病人家屬在病人出院時，對住院醫師一再表示感謝，最後他很誠懇地拿出一張小卡片贈送這位住院醫師：「我知道您們住院醫師生活清苦，這只是我們的一點點小意思。」這位住院醫師雖然一再堅持這是他的天職，不願意接受禮物，但最後還是拗不過病人家屬的好意而收下。等到病人家屬離開以後，他一打開感謝卡，赫然發現裡面夾有三張二十元的美金現鈔，接著畫面上出現了幾個問題：

一、對贈與的人，禮物代表什麼？

二、如果這位醫師請教你怎麼處理受贈的現金時，你要如何教他？

三、如果這禮物不是現金而是禮券或足球賽的門票，你又覺得怎樣？

四、如果這個病人還沒出院，是你正在照顧的病人，你會怎麼處理？

這個故事引我回想起三十幾年前在台大醫院服務時，病人送紅包的事情是屢見不鮮的，然而，我們發現最困難的還是在病人出院時，基於感激的心理堅持要送東西時，在我們的文化背景下，有時實在很難婉拒。但我注意到在美國行醫的二十三年裡，倒是很少看到像在台灣病人所送的「厚禮」，大多是一些讓人感動的小東西或卡片，而不是金錢。接著一位泰國教授也表示，在東方人的文化裡，的確會把拒收出院之禮視為不近人情。

病人對醫療團隊表達感激的方式有很多種，但是用金錢來表達病人或家屬對醫療團隊的感謝，確實使人難以接受。我們最後的結論是，如果是現金的話，還是不能收，而且大家都同意我們應該教導學生如何以尊重病人與家屬的態度婉拒他們送禮，而仍能繼續維持良好的醫病關係。

這幾天我一直在想 Professional boundaries 這個詞好像很難找到一個合適的中文對等名詞，而在腦力激盪中，友人說 Professional boundaries 的意思就是：避免逾越醫療專業所應該謹守的行為規範，而建議譯為「專業的分寸」，這真是神來之筆。但從另個角度來看，我們在醫學教育裡之沒有 Professional boundaries 的正式中文對等名詞，也正代表了我們的醫學教育不曾刻意注重如何教導醫學生這方面的修養。

# 特權看病的「副作用」

幾年來看病時，我總會在聽完病史、做完身體檢查後，花點時間與病人家屬談一下可能的診斷及我建議做的一些檢查。如果我認為病人可能有嚴重的問題時，我會習慣性地告訴病人，現在還有其他不確定性因素需要考慮，所以我們須再做一些檢查，以確定最後的診斷。如果病人或家屬追問到底有可能是什麼病時，我總會告訴他們，「這個讓我來擔心，你不用擔心，等到確定有這種病時，我們再談這些可能性。」就這樣子，我成功地減免了許多病人與家屬不必要的擔心，而萬一最後檢查不幸證明了是我所擔心的疾病時，再與病人或家屬更深入地討論進一步的處理辦法。就這樣，「你先不用擔心，讓我來擔心」成了我掛在口邊的一句話。

想不到有一次看了同事的嫂嫂，由於這位同事與我關係密切，所以在病人丈夫關切的眼神下，我不知不覺多說了幾句話，把心裡面最擔心的可能性都說出來。不料隔天一早，同事告訴我她哥哥非常擔心，整晚都沒睡好。而後來核磁共振並沒有發現我所擔心的顱底動脈瘤。當我告訴這位病人與其丈夫檢查的結果時，他們鬆了一口氣的表情使我警覺到，當初告訴他們我所擔心的嚴重可能性時，不知不覺也讓他們遭受了不必要的擔心。

回到辦公室裡，我不覺陷入一陣沉思，我想我之所以「破例」，最主要是因為病人與我同事的關係，使我不覺想到「特權」在接受醫療時有可能遭遇到的壞處。我過去一直非常注重，不因為某位病人或家屬的特權而犧牲到其他病人的人權，換句話說，我絕對不會因為要照顧一位特權而挪開或挪後本來掛號的病人；如果真的碰到我很想要特別照顧的病人時，我會找沒有門診的時間、沒有人用的診間來好好給病人檢查與說明。

經此一事，我才意識到，也因為這種特殊的關係，我竟然在知無不言、言無不盡的心態之下，使病人與家屬遭受到不需要的心理負擔，也因此使我更進一步體會古人所說的「醫者不醫親」的個中道理。

在此我奉勸社會上許多尋找特殊管道得到醫療的病人或家屬，特權有時反倒產生「副作用」。因為愛之心切，反而可能失去中立的冷靜，多做一些不必要的檢查，多遭受不必要的痛苦。夜深人靜，我再三檢討，當我再看到一位同樣症狀的病人，相信為了鑑別診斷，我還是會安排這樣的檢查；只是我今天最大的錯誤是在於忘掉了平常心，而在還沒確定診斷之前，未能以「讓我來擔心，你不用擔心」的話來取代「危言聳聽」。

這次我所獲得的教訓是：做醫生的應該要有一貫的立場，不只將心比心，也不能因為特權而有所偏差。

# 醫生，我可以錄音嗎？

在醫院的醫病溝通研討小組會議裡，一位年輕的主治醫師提出，有一位初診病人進到診間，第一句話就問他，「醫師，我可以錄音嗎？」使他愣在那裡不知所措，結果病人真的就打開錄音機，完整錄下所有的門診對話。醫師說回到家裡越想越不是滋味，所以才決定以這個棘手的問題就教於大家。他說這是生平第一次遭遇到這種挑戰，真不曉得如何以對，而團隊的成員也紛紛發表看法。

有位社工人員說她也曾遭遇同樣的問題，而當她勉為其難同意錄音以後，她發現病人因為錄音而變得較理性，自己也因錄音而更謹慎措詞，反倒比較不會犯錯。病人服務中心的主管説，當她在處理病人或家屬對醫療團隊有不滿意的事件時，都會遵循一貫的步驟，徵求對方同意讓她將對話全程錄音，而她也注意到，似乎透過錄音，當事者都會比較心平氣和。

有位外科醫師説，事實上有些整形外科醫師會主動徵求病人同意，將開刀前對病人所做解釋的過程錄音，以避免日後因手術未達到病人的預期而發生醫療糾紛。然而團隊也有人認為會因錄音而覺得自己講話不自在，深怕會被人抓住把柄而挨告。另外一位醫生也坦承，如果他碰到這種請求，他很難不會認為這病人個性多疑，而使他提高戒心步步為營，反而失去了照顧病人的熱情。

個人以為，如果病人想錄音而徵求醫療人員的同意時，醫療人員應該有權告訴病人，自己對這種「不尋常的請求」的真正想法。如果我不喜歡被錄音，我應該要告訴病人我為什麼不喜歡被錄音，同時也客氣地問病人要錄音的理由，也許，透過坦誠的溝通，可以增加彼此的了解。如果醫師真的覺得錄音會影響醫病之間的信任，而這種情緒的變化會進而影響他看診的品質，那麼，他就需要據實以告，也許病人就不會堅持錄音。

但反過來說，當病人或家屬對「錄音的目的何在？」的回答是因為怕聽不清楚、引起誤會才想到要錄音，那麼醫療人員就應該盡力配合，務求做到「慢慢講，講到你們都聽得懂」。而如果病人是希望能讓無法隨行的家人知道討論的詳情，那麼我們也可以請病人轉告家屬，如果有不了解的地方，歡迎他們用電話與我們聯絡，或者在下次回診時，能夠陪同病人一起來，我相信，許多病人是不會強人所難而堅持錄音的。

病人能夠以誠懇的態度問，「醫師，我可以錄音嗎？」而醫生也能坦誠地回應自己心裡的想法，彼此透過深一層的討論，可以使醫病關係更上一層樓，這又何嘗不是「化危機為轉機」的好例子？

# 家有智障兒，心事有誰知？

一位患有智障、自閉症又有癲癇的病童的母親在門診告訴我，她非常感謝兩位醫生，一位是我，因為小孩的癲癇已經好幾個月沒發作，但她更感謝的是我介紹她去看的台大醫院兒童精神科的宋教授，因為他一語點破了她一直無法接受女兒腦部受損的事實，而一直期待奇蹟，並一再遭受失望的打擊。她很感慨地說：「我過去一直沒有辦法面對現實，所以我不曉得帶我女兒看過多少醫生、吃過多少草藥、接受過多少種民俗療法，我只要聽人說哪個醫生或哪個地方可以使小孩變好，不管多遠、多貴，我都去。」但宋教授的話有如一聲獅子吼使她頓悟過來，現在她每天都覺得自己輕鬆快樂多了，也與病童以及家人都相處得比以前好。談話中我們不覺談到這病童的將來，她竟然說出了她從未提過的隱憂，「將來自己百年之後，有誰能照顧這女兒！」

這使我想起一九九八年，當我決定離開美國回來台灣時，許多我照顧多年的智障與癲癇病人的年邁父母都與我談起他們最擔心的事——有一天當他們病倒或過世，真不曉得這些智障的兒女要託誰照顧？他們都認為，如果要他們的其他子女來照顧病人，勢必會影響到其他子女的家庭生活，這是做父母的怎樣也說不出口的要求。然而一想到自己百年之後，要去哪找到非親非故、可以照顧他們心疼的智障兒的人，就覺得心情十分沉重。這些病人的父母在過去那麼多年從來沒有與我提過這問題，想不到在我即將遠離之際，竟然道出了他們心裡最深處的隱憂。

二〇〇七年五月洪蘭教授在發表於《科學人》的文章：〈腦科學中的

教育新觀點〉，提到一位病人的母親對別人說：「你教你的孩子是一遍、兩遍，我教我的孩子是一萬遍、兩萬遍，我的單位是以『萬』起跳的。」一這句話深深地感動了我，但我想這種父母不只是每天鍥而不捨地努力，相信她們還有「不足為外人道」的更深更遠的隱憂。

記得剛回國參加慈濟醫學院的行政工作時，有一次證嚴法師問我，慈濟還能夠為社會做什麼？我就提出社會上已經有不少有心人創辦了智障兒童的訓練中心或收容所，但這些都是為了小孩子所設的機關，但事實上，許多有這種小孩的家庭，父母都不忍心送他們住到別的地方，而選擇在家裡自己照顧，用愛心補償這些小孩較其他兄弟姊妹所得不到的教育與享受，然而等到這些父母年老或過世後，社會有沒有可以照顧中年智障者的設施呢？希望政府與民間對社會福利與老人照顧都開始重視之際，也可以開始考慮如照顧這些老年父母無力繼續照顧的智障成年人。

# 為病人爭取權益的能力

在二〇〇七年的「醫學院學生人道醫療服務工作坊」裡，我們邀請了長年從事國際醫療服務的醫界有心人，來與台灣一百多位醫學生分享他們從事這個活動的心得。我因此有機會聆聽一位來自美國加州大學分校戴維斯醫學院的小兒科醫師米勒（Elizabeth Miller）教授，談她當年在哈佛大學醫學院所推動的「在社區的醫師」（Physician in Community）的課程。

她詳述如何引導醫學生，把一直被學校認為是「課外活動」的項目，透過有心的課程設計，成功地激發醫學生對社區的關懷、付出與興趣。透過演講及小組討論，我們的醫學生都表現了高度的熱心，而在大會結束前她說了一句讓我很感動的話：「學生們今天的表現，使我想起我當年為什麼想學醫，我要奉勸各位也不要忘了學習如何為病人爭取權益的技能。」

我不得不承認在我們的醫學教育裡，一向比較不重視這方面的訓練，而事實上我們在這方面的努力，有時非但沒有受到鼓勵，反而受到師長的白眼。我至今仍然記得近四十年前，當我在台大醫院做神經精神科第一年住院醫師時，曾經因為一位病人遇到勞保住院方面的問題，我花了很多時間去幫他，但換回來的卻是教授的冷嘲熱諷：「這種該是社工做的事，不該是做為醫師花時間的地方。」這位老師在「專業」方面，教了我許多使我終生受用不盡的「知識」與「技術」，但我在美國學到更多有關於「態度」方面的素養，卻是我在台灣七年醫學生與四年住院醫師階段都沒有被重視的。今天米勒教授的演講，突然又使我感受到這種強烈的對比。

當我們今天在醫學教育裡強調「以病人為中心」的全人照顧，我們就需要在醫師的養成教育裡，讓他們學會如何重視病人與家屬所關心的事情，而能及時給予病人與家屬這方面的支持。

《醫生，你確定是這樣嗎？》一書的作者古柏曼（Jerome Groopman）醫師，也探討到醫病溝通的鴻溝，就在於雙方所重視的地方往往有很大差距。只有在有志學醫者最初踏入的階段，就訓練他們這種敏感度，去察覺病人與家屬的需求，以及重視如何為病人爭取權益，才有可能改變目前「效率」、「業績」掛帥，而越來越看不到「人」的醫療窘境。

今天台灣的媒體經常報導醫界的不是，挑撥醫病關係的不信任，我倒是覺得他們應該透過「無冕王」的影響力，讓學生與家長們在決定選擇學醫時要有心理準備，知道在這條路上，學習「態度」與學習「知識」、「技術」是一樣的重要，而也唯有學好為病人爭取權益的能力，這才能真正勝任救人、助人的美妙行業。

# 為病人而違法，對嗎？

一位因為三叉神經痛，而被發現腦底深部長了腦瘤的中年女病人，經過放射治療以及持續藥物治療，已經多年都沒有問題。今天在門診開藥時，我赫然發現她所服用的藥，有一種不符健保給付的診斷限制，因為她既沒有「帶狀疹皮膚病灶後神經痛」，又不是「抗癲癇藥物無法有效控制之局部癲癇發作」，因此只能以自費處理。

想不到當我在看其他病人時，平時斯文有禮的病人兒子氣急敗壞地要求進入診間，「為什麼今天這藥要用自費？一個月單單這藥就要六千塊錢。」我告訴他，這是健保的規定，因為此藥只准用於這兩種病，而她的病情並不符。我告訴身為藥師的這位家屬，我不能為病人做假的診斷來符合用這種藥的規定，而唯一可以疏通的辦法是，拿著我的處方，試試他自己工作的醫院，也許他們沒有這種規定，還可以享受健保的優待。想不到他的回答是，既然這是健保的規定，那應該是全國皆然，那就請你刪掉這藥的處方好了，之後他就悻然離開。我突然間注意到，這時我正在看診的病人是一位律師。

在這診間裡，一位是身為病人家屬又是專業的藥師，一位是專門注重什麼是合法、什麼是違法的律師，而另一位是希望能幫助病人的醫師，但我們能不能共同找出一個與我今天的作法不一樣，而大家又都能同意的作法？夜深人靜的夜晚，我坐在書房又想起這問題。

我可以看得出，病人的兒子對我的處理方式所產生的失望，我嘗試用他的立場去思考：母親過去這幾年服用一樣的藥都過得很好，當然沒有理由改藥，但突然間每個月需要增加六千塊的支出，實在沒有道理。他雖然沒有明講，但他會回來與我討論，應該是認為這種「舉手之勞的事」有些醫師是會幫忙的，想不到這位照顧母親多年，彼此之間醫病關係又非常好的醫生居然無法「合作」，相信他是無法諒解的。

就這旁觀的律師病人，他非常有修養地靜聽這闖入診間的病人家屬陳情，自始至終不發一言，但由他的表情看得出，他似乎很同情我的處境，而對於我的一句話，「我不能為了幫忙病人，而做違法的事」似乎也贊同。基於尊重病人的隱私權，我避免就此事與他交換彼此的看法。今天晚上當我再想起這件事時，我真想問他，「人們常說，『法律不外乎人情』，就你剛剛目睹的事，你會如何建議？」

最後，我禁不住自問，如果再碰到同樣情形，我會改變作法嗎？以一向遵行並倡導「以病人為中心」的我，明明知道病人需要這種藥，而醫學上也沒有理由停藥的情形下，只要我肯在那健保規定的診斷裡，隨便選一種病打個勾，我就可以為病人家庭省下每個月為數不少的開銷，而病人就可以繼續接受一樣的治療，但這樣做，我能心安嗎？

我曾經在醫學會議或醫學倫理課，以「對不適當醫療要求的處理」作過數場演講，我除了提出許多醫學倫理的看法，也特別指出，「如果病人因為我們說謊或違法來幫忙他，他可能會心存感激，但他也看得出醫生事實上也不守法，所以將來當他再提出另一種『不適當醫療要求』時，醫生又將在哪裡畫底線呢？將來別的病人要求一樣的『不適當醫療要求』時，我又該如何拿捏呢？」最後我總會基於這些理由，提出「醫生不應該做不合法的事」的結論。

這也使我想起我的同事黃達夫院長，曾經引用哈佛醫學院已卸任的教育長費德曼（Daniel Federman）在二〇〇〇年對哈佛畢業生所說的一段話：「如果你不喜歡你所發現的世界，如果你在哈佛醫學院所學的行醫方式，不見容於這個世界，起而改變這個世界吧！」

既然這種藥，用於三叉神經痛已經是實證醫學界中早就有的共識，那麼，不管多忙，至少我需要本著職業良心，用心去了解健保有關這藥的管制是否合理，而在專業的努力下去幫忙病人。然而不管事成與否，在這規定還沒改變之前，我還是認為醫生不應該為了幫忙病人而偽造診斷。我衷心地希望，病人與家屬可以體恤醫者的用心。

# 薦賢莫薦醫，人情的困擾

一位某醫學院的教授來電告訴我，她的姐姐發現胸部X光有異常，家人一聽有可能是肺癌，馬上要來和信治癌中心醫院就醫。

這位教授友人問我，在我們醫院專門看肺癌的外科醫師是誰，出於好意我推薦了一位醫生。我接著對她說明，我無法替她掛號，因為過去的經驗告訴我，有時因為我的「拜託」，導致同事為了幫我的忙，而擠壓了本來就早已掛好號的病人，使我十分不安。因此我便自我約束，只推薦醫師的名字，但絕不代為掛號，以免影響公平原則。

想不到，隔天這位教授便氣急敗壞地打電話向我抱怨說，我們醫院掛號處告訴她，這位醫師已經掛滿了好幾個星期，如果她一定要在這星期內看醫生的話，掛號處可以幫她改掛別的胸腔外科或內科醫師。

但因這位教授堅持一定要在「隔天」就要看這位「賴教授推薦的這方面最好的醫生」，而引起了病人服務中心許多不必要的困擾，後來為了息事寧人，這位主治醫師特別用其他時間看了這病人，而解決了這件爭端。

我聽到這件事以後，心裡感到非常不安，我與這位特別幫我忙的外科同事道謝，同時也向遭到病人家屬無端指責的病人服務中心同事道歉。

經過我們的討論後，他們認為因為我們醫院是採取「功能團隊」的方式服務病人，不管看的是內科或外科醫師，最後都會在各種不同癌症專科團隊的討論中，以病人的需求為考量而達到共識，決定最好的治療方法應該是外科手術、化學療法、放射治療或綜合型治療。因此病人服務中心的同事建議我，也許以後不要特別推薦某位醫生的名字，只要建議病人看哪個團隊的醫生即可，這樣病人比較能接受病人服務中心替他找到及早就醫的安排。

幾個月以後，這位教授又來電要我幫忙，希望她在中國大陸經商的哥哥能來本院看胃腸科醫師。

我建議她，應該讓她哥哥先看他熟悉的家庭醫師或一般內科醫師，但她卻堅持說，他們家人對別的醫院都已沒有信心，希望能在他回台的一星期內看到我所推薦的專家。

很不幸地，我又被她的一句話：「如果你自己有消化系統的問題，你會在你們醫院看哪位醫師？」而不自覺套出一個醫師的名字。結果，一樣的故事再度上演——當門診告訴這位教授，我所推薦的好醫師這星期內無法看她哥哥時，她又開始發飆，而且事後甚至寫了一封信向我抱怨。

這兩件事，使我想起家母一句「薦賢莫薦醫」的古訓。她從小就聽從長輩的告誡，千萬不要隨便向別人推薦醫生，因為病人要找到有「醫生緣」的醫生，病才會好。

換句話說，有些病人被某一位醫生看好了，就好心好意地介紹她的親戚朋友去看同一位醫生，但因為沒有「緣」而看不好。

在我當了醫生以後，當然再也聽不進去這種「無稽之談」，但自從最近親身經歷了這接連的兩件事之後，又使我想起了家母的話，可惜家母已過世多年，不然，她老人家也會發現，她的古訓又有了新版的詮釋。

對這位教授友人感到失望之餘，心中不覺想到，如果自己與她易地而處，或許，我也會希望盡可能為自己的家人找最好的醫生來照料，但我相信，我應該會盡我所能地，尊重醫院對其他病人的照顧和權益，而不會以「俗擱大碗」的態度來為難醫院。

其實這種心理，就是今天台灣普遍存在的問題，又要「品質」，又要

「方便」，結果只是累壞了「好醫生」，使他們因為盛名之累，沒有時間展現他們的「好醫術」。

如果我們繼續縱容這種風氣，那麼，醫生看病的品質勢必將受到影響，而最終真正受害的，還是病人。很遺憾地，這位友人本身也是醫療界人士，卻不能切身了解這種「品質」與「方便」無法雙全的現實，那麼，我們又怎能奢望一般社會大眾做到呢？

# 醫師與病人與家屬

# 醫生，我的病會好嗎？

一位多年不見的小學同學因為肝癌而由美國回台就醫，聽他提起在台灣看病的經驗，使我感慨萬千。

他回台後第一個拜訪的醫學中心癌症專家告訴他，他的肝癌面積已經很大，只剩六個月的生命，接著告訴他一些可以做的治療，但也告訴他，這些治療並沒有把握可以改變只能活六個月的事實。失望之餘他再找了第二個醫學中心的癌症專家，而這醫生又告訴他一些不同的看法。在這中間，這位朋友已在友人的介紹下，開始服用中藥。

兩個多月以後，他來到和信治癌中心醫院，醫院的癌症專家認為，目前的情況可能還有希望，可以考慮先用肝動脈栓塞的辦法，而後再開刀。然而由於他的肝功能有些問題，醫生懷疑這可能與服用中藥有關，因此建議他把中藥停掉，等肝功能恢復正常以後，即可進行栓塞、開刀。

想不到病人聽醫生說，從兩個月前至今，肝癌的大小並沒有明顯地變化時，這位學理工的病人即自己解釋：「根據預估我只能再活六個月，那麼肝癌應該會急速的增大，既然這兩個月來，肝癌還是一樣大小，那就表示中藥有效。」就這樣，他深信中藥已經把肝癌控制下來，往後幾個月肝癌應該就會自然消失，因此拒絕了西醫治療。

為了他不願接受現在看起來還有希望的治療，我感到非常沮喪，但左思右想，病人之所以拒醫，主要還是因為第一個癌症專家一開始就告訴他只能再活六個月。

行醫數年，我看過許多奇蹟，也因此對病人還能活多久的預測，常有所保留。無可諱言地，醫生能夠對病人或家屬預告生命的期限，可以幫助他們從容安排後事，是種無上功德，但在這種情況下，醫生也應該保守一點，有時，一知半解的病人反而比完全不懂的病人更難以溝通。對於預後不良的疾病，在告知上尤其需要技巧，也同時要有醫者的謙卑，畢竟醫生們都經歷過一些我們所無法預料到的「奇蹟」。

這幾年來，每當絕症病人問我：「醫生，我的病會好嗎？」我總不忘在告訴他們壞消息以後，再以誠懇的態度對他們說出心裡的實話：「有關生命還有多長的預估，都是來自這類病人的統計數字，不見得每一位病人都是如此，我也曾經親眼看過奇蹟，所以千萬不要放棄希望，我們應該盡人事，而後聽天命。我希望，有一天我會看到你的治療結果遠比我預料的還好，那時我會很高興承認，我的預估是錯的。」

# 重病醫療的醫病溝通

醫學院畢業匆匆已近四十年，回想自己在醫病關係的磨練也經過不少洗鍊。由最初的缺乏經驗，處理不當而引起的沮喪，到現在身為人師，關心輔導年輕的醫學生、醫生改善醫病關係，心中也不無感慨。

尤其在最近幾年，當我對重病瀕死之病人與家屬的溝通更加用心地思考時，才發覺我們的醫學教育還有很大的改善空間。

對病入膏肓的病人而言，醫病雙方有時對疾病的認知，無法以言語的溝通來化解彼此的誤會，有時甚至是因為病人的親友與病人本身看法的差距，而造成醫病溝通的鴻溝。

其中，最令人遺憾的是，台灣大眾對安寧療護，這種專為步入生命最後旅程的病人所提供的照顧，仍然具有很深的誤解與排斥。

他們常誤以為這是醫療團隊「放棄」病人，而不知道這只是治療目標由過去以激烈手段（高危險性、強烈副作用）來達到治癒，改變為減少病痛，且更人性化的緩和療法。

事實上，安寧療護絕不是放棄病人或放棄醫療，相反地，它是一種更接近病人的心靈需求，並提供病人更高生活品質的醫療照顧。

二〇〇六年時有機會到美國西奈山大學醫學院（Mount. Sinai School of Medicine）的臨床技能教學中心（Morchand Center），參觀他們以臨時演員扮演病人或家屬，對住院醫師進行臨床能力的測試，這是所謂的「客觀結構式臨床測驗」（Objective Structured Clinical Examination, OSCE）。

他們要求這些演員以病人或家屬的立場對住院醫師的表現給予評分，並描述對方需要改進的地方，之後他們將這些報告送回給該住院醫師訓練中心的主管，再與住院醫師個別地討論其評估結果，以及今後需要改善的地方。

我們在閉路電視的觀察下，看到了一位演員扮演家屬，而她丈夫在工作中突然因心絞痛而被送到醫院後，不治身亡。接受測驗的住院醫師，被要求在一定的時間內，向死者的太太告知她先生的死訊，也同時需說服家屬同意對死者的遺體進行病理解剖。

在這場模擬表演裡，我看到一位住院醫師滿臉真誠地向這位扮演家屬的演員傳達噩耗，而在這位演員呼天喚地一陣嚎啕大哭之後，他以手輕拍她的肩膀說：「我完全能夠了解妳遽失愛侶的感受，換成是我，我的情緒反應一定會比妳更失控。」

接著他很含蓄地勸她節哀自制，而後用很輕的聲音說：「如果我是你，我會無法接受這樣不明不白的突然死亡，而想知道死因，說不定我們會找出猝死的病因是來自遺傳性的心臟，或其他器官的疾病。如果真找到有遺傳性的疾病時，你們的子女也可以防範類似問題的發生。」聽他這麼一說，這位演員也能理解，因而同意進行病理解剖。

相對地，我們看到了另一位缺少對別人受苦敏感度的粗線條醫師，他直截了當地告訴家屬：「病人送到醫院時已氣絕身亡。」而當家屬開始放聲大哭時，他就顯得不知所措，只是一再強調，病人送到醫院時，他們來不及做什麼治療就已經死亡，因為死因不明，所以他們必須要解剖，而一直要求這位太太簽名同意。

當他看到這位太太猶豫不決時，一急起來，竟要求她提供他們兩位子女的電話號碼，但這位太太堅持遺體解剖一定要她本人同意，不能由她的小孩決定，最後也在吵吵鬧鬧中拒絕遺體解剖。

在這裡我們看到的是，在這種重病瀕死或是突發死亡的關鍵時刻，要想與病家溝通，尤其需要「同理心」的訓練，唯有站在病人與家屬的立場，將心比心，才能達到成功的溝通。

我想台灣今天的臨床醫學教育缺乏的就是這方面的用心，我們應該在所有醫師都尚處於培育期的時候，就要訓練以「病人為中心」的思維，來貫徹醫病溝通的理念。

# 與病人一起面對恐懼

友人介紹我一篇刊登在《新英格蘭醫學雜誌》，題名為〈心音〉（Heart Sounds）的短文，引起我很多思考。

這篇文章是描述一位醫學院老師常常邀請她的病人前來協助，讓醫學生練習聽心音。有一天，當她向一位參加教學的女病人稱謝時，這位病人突然開口問醫生，自己是否患有嚴重的心臟病，活不了多久？

她覺得很訝異，一問之下，才知道有一位醫學生在聽完這病人的心音時，問旁邊的指導老師：「這病人有這麼嚴重的心臟病，為什麼還能活這麼久？」這件事引起這位老師很深的反省。

她相信這位學生不是故意講這種話嚇唬病人，她認為當學生全神貫注在學習心臟病與聽心音時，常會不知不覺地忘了眼前是一位活生生的病人。作者說，有了這一次的教訓以後，每當她帶學生到病房去學習聽診時，都會告訴他們這個故事，並提醒他們絕對不能夠忘記最重要的還是病人。而這篇文章使我想起，幾個月前發生的一件糗事。

這位病人是一位美國人，過去已有幾次單眼視力突然減退、部分肢體失去感覺，以及一次雙腿癱瘓的神經症狀，所以臨床上已經被高度懷疑是「多發性硬化症」。她最近才搬到台灣來，很不幸地又發生了一次神經症狀。我安排她做了腦部核磁共振的檢查，除了多發性硬化症的變化外，意外地發現病人有一個很小的腦膜瘤。腦膜瘤是相當良性的，而且非常小，沒有產生神經學上的任何症狀，並沒有必要馬上考慮開刀。

當我跟她解釋「多發性硬化症」的病情以後，我怕她會擔心，所以用很輕鬆的口氣對她說，「我同時需要告訴您一個意外的發現，您有一塊很小的腦瘤，這是良性的腦膜瘤……。」想不到話還沒講完，面帶憂容的女人突然滿臉火爆地說：「你怎麼可以這麼輕描淡寫地對一個有腦瘤的病人說這是不要緊的？」我這才發覺自己原本希望不要引起病人恐慌的善意，卻被病人誤以為不關心。讀了這篇〈心音〉的文章，由這位老師的反省：「醫生要把病人當一般人來看，雙方才能有一個良好的溝通，醫生與病人一起面對恐懼，來解決問題。」使我感慨萬千。

當初面對這位人地生疏的病人，如果能先做好溝通，讓她知道我曾經在美國行醫二十多年，看過不少這種意外發現與臨床症狀無關的腦膜瘤的美國病人，等她安下心來以後，再告訴她我想表達的意見，相信她就不會誤以為我輕忽了她的感受。這次經驗讓我深深體會唯有「將心比心」，醫師才能與病人安心地一起面對恐懼。

# 對罹患絕症的病人據實以告

在美國行醫二十幾年，面對絕大多數病人的病情向來都是據實以告，但幾年前回到國內，就常碰到家屬要求不要告訴病人實情，以免病人無法接受打擊，也因此對這種罹患絕症的病人是否應該據實以告，深感困擾。

記得我在【杏林筆記】專欄裡，有兩次探討過這類問題。第一次是在二〇〇四年二月號，以〈醫生請你不要告訴他〉為題，提到日本有位退休的小學校長，發現自己罹患末期的癌症而毅然決然地回到學校，向學生們現身說法，希望能使學生對死亡有一種較正確的態度。最後我寫道：「我猛然間恍然大悟，與其每天強調我們的文化不一樣，而剝奪癌末病人知悉自己病情、計畫自己餘生的權利，不如大家一起推動，加強整個社會對生死的了解，接受死亡是生命的一部分，而不會因為恐懼而無法面對人生的終點。」

幾個月以後，我看了一篇蘇寇（Daniel Sokol）醫生的文章——〈實情不見得永遠是最好的藥〉，我忍不住又以〈告知病人實情對嗎？〉為題，在二〇〇五年一月號介紹了這篇文章，說明蘇寇醫生在探討各種不同文化社會之後，提出發人深省的結論：「就醫學倫理的立場而言，最大的困擾是，若一切都要尊重病人的自主權，那麼我們照道理就不該隱瞞病情，而應據實以告。然而當醫生認為對病人誠實會與病人的利益有所衝突時，基於行善原則，就不應告訴病人，因此唯有透過仔細的思考，才能在『病人的自主權』與『病人的利益』之間取得合理的平衡。果真兩者無法達成協調，則應以病人利益作為最高的指導原則，選擇適度地犧牲病人自主權。」

有一天中午我與內科宋瑞樓教授談及這個困擾我的問題時，他語帶玄機地告訴我兩個極端不一樣的經驗，希望我能夠從中悟出道理來。

記得他當學生時，一位外科教授說，他自己的老師曾經告誡他們，千萬不要隨便告訴罹患絕症的病人真實病情。這位老師轉述了一個故事，有一次教授來病房回診時，剛好有一位老比丘被發現末期癌症，主治醫師就問教授可不可以告訴他實情。老師回答說，這位病人年事已高，又是佛教的領導人，相信早已置生死於度外，因此認為應該可以告訴他實情。想不到這位法相莊嚴的得道高僧，在聽到這晴天霹靂的消息時，竟然白天茶飯不思，晚上無法入眠，而比預期死得更早。

另一個案是宋教授在台大醫院擔任內科教授時，有一位年輕的企業家因罹患癌症住進台大醫院，但發現時已經是晚期而無法治癒。宋教授認為該位病人死前應該會有許多事情需要處理，所以對他的夫人建議，應該讓病人知道實情，但是夫人不以為然，深怕丈夫心理無法承受打擊。但一個星期後她因為某種原因而改變想法，希望宋教授能對病人據實以告。想不到病人一聽到這壞消息，就坐在床上動都不動，滿臉憂憤，對宋教授的安慰充耳不聞，使得宋教授後悔不已。

第二天一早，宋教授在晨會前先去病房看他，發現病人的態度與昨晚判若兩人，他滿臉笑容地向宋教授說早安，並且深謝他據實以告。他說這消息最初使他非常傷心，但到深夜兩點多時，他突然間想開了，人都會死，重要的是應該安排自己所剩不多的餘生，而一早醒來就想與宋教授商量他想做些什麼。宋教授就勸他，把病房當做他的辦公室，一邊養病，一邊籌畫公司的事情。這個病人在過世前把所有的事情交代得一清二楚，而他的家人對宋教授也非常感激。

這兩個故事顯然是完全不同的結果，但是宋教授想要告訴我的是，是否「對病人告知實情」，應是因人而異。

最重要的是我們要真正了解病人，這不是由他表面的年紀、宗教觀、哲學觀、社會地位或財富可以預見的。換句話說，最重要的是要看醫者自己能了解病人、家屬多少，而這就是要靠醫病之間的溝通技巧。這兩個故事帶給我的啟示也印證了「醫學是一種藝術，而不只是一種科學」的至理名言。

# 病人的「急電」

前幾天電話裡收到一位病人的留言，說他有急事，希望我能回電。病人是我照顧多年的癲癇病人，最近情況一直都很好，我很擔心他是不是癲癇又發作，所以趕快回電給他。想不到病人的急電竟然是「賴醫師，有朋友推薦我使用一種擦在頭皮上可以長頭髮的藥，但不知道這是否與癲癇的藥有衝突？或者是否會引起癲癇的發作？」當時第一個反應是，這種病人下班以後才想到的問題，哪算得上是「急事」，心中不覺有氣。但兩、三分鐘過後，想起病人對這種「芝麻小事」也都想找我商量時，表示他對我的信任到這種程度，就不禁莞爾一笑。

這時我不覺想起十幾年前在美國，在聖誕節的前一天清晨，由大學醫院總機轉來一位癲癇女病人的急電。當時以為是病人有突發狀況，想不到竟然是她想問我，是否可以與男友參加當晚的聖誕夜舞會，這種聲光的刺激會不會引發癲癇的發作。

當時心中也是一股怒氣，清晨不到六點就把我叫醒，居然是這種「急事」。但是幾分鐘過後，聽到病人興奮地告訴我，「我已經好幾年沒有發作了，所以我才有勇氣想要走出癲癇的陰影，開始過正常的社交生活。」

突然間，一股暖流湧上心頭，就順水推舟地對病人說了許多鼓勵的話。後來，病人寄來了聖誕卡片，一方面道歉説她當晚興奮地整晚沒睡，好不容易等到天亮，就打電話給我，實在是不應該；但另一方面也表示，她對我一直鼓勵她參加正常的社交活動，使她找到已經很久沒有享受到的生活樂趣，表示由衷的感激。

我想很多時候人與人的相處難免會感受到不同的價值觀，有些人覺得是天大的要事，對另外的人也可能是無足輕重的小事一樁，這種比較都是相對的，而沒有絕對的標準。當醫生面對這麼多的病人時，難免會有很多病人認為的「大事」，在他心目中可能是不值得一提的「小事」。而在這時候，如果病人或家屬濫用這種方便而造成醫者的無奈，最容易引發醫生的冷漠反應或不愉快，導致醫病關係的惡化。

記得德蕾莎修女講過一句話：「愛的相反不是恨，而是冷漠。」我想醫生如果讓疾病在身，急著想找人幫忙的病人察覺到態度冷漠時，病人最容易感到無助、無奈，甚至憤怒。

我想這種病人認為最緊急的小事情，是最容易在行醫的路上觸發一些醫生與病人的憤怒不滿。也許我們應該牢記在心，「病人的急電可能是醫者修煉耐心的良機。」

# 康復之路的臨門一腳

有一次，我因為友人的介紹，到某醫學中心為一位剛從歐洲回國就發高燒而住進醫院的年輕人看診。他住進醫院以後，慢慢地雙腿癱瘓，而且大小便無法自主，各種檢查都顯現出細菌感染併發了脊髓炎。

他神情落寞，淚眼盈眶地問我，將來是否能夠恢復走路？這名年輕人留學美國多年並取得了學位，家裡環境很好，僅有他這一個男孩，最近到歐洲進修了幾個月，回來才剛想要好好地發展所學，想不到一踏入國門，竟然就接二連三地出了這麼多問題，而今落得下半身完全癱瘓，真是情何以堪！

我與他實說我對病情的看法，也問了一些他對將來的展望，很顯然地，他現在最關心的是要知道再多久他才能走路。看他兩腿已經有好幾個星期完全不能動，而且感覺方面也十分遲鈍，要恢復到正常的程度幾乎是不太可能。我看得出他要我告訴他的是，他想要聽的好消息，但我實在不知道該如何以對，遲疑了很久，最後還是決定告訴他，我心裡所預測的「事實」，但也不忘告訴他，過去我也看過一些「出乎我意外的奇蹟」的病例。

這使我想起了在美國時曾經照顧過的一位罹患脊髓炎的女大學生。她很不幸地在患病幾天內就變得雙腿癱瘓，而且持續很久都沒有絲毫進步，出院時我據實相告，對她「不切實際」的期待給予令人失望的回答。

但一年以後，這女孩子竟然奇蹟式地完全恢復健康，當她回來醫院看我時，她說非常感激當年我告訴她「壞消息」時，不忘告知奇蹟還是有可能發生，而這「一線希望」使她勤做物理治療，才有今天的奇蹟出現。

看著眼前這名年輕人一臉失望的神情，讓我不覺想到，如果那位患過脊髓炎，而奇蹟式地完全恢復的女孩子能夠現身說法有多好。

記得我在國外時，常碰到病人在康復後主動告訴我，將來如果有必要，他或她願意現身說法，鼓勵相同的病人，而這種病人的互相幫忙，在我行醫路上留下許多美好的回憶。

這名年輕人從該醫學中心出院以後，定期到我的門診來進行追蹤治療，而在復健師、家人與他本人的努力之下，他慢慢地開始能使用助行器走幾步，但幾個星期前來到門診時，他堅持要在沒有任何助行器的幫忙，或任何人的攙扶之下，走幾步給我看。

看他跨出每一步時聚精會神的模樣，以及他父親在背後隨時準備出手幫忙的關愛眼神，剎那間我看到了一幅既能代表希望、毅力，又能看到親情的感人畫面。可惜我沒有畫圖的天分，不然我真想把這烙印在心中的影像投射在畫布上。

回到台灣已經十數個寒暑，已經好久沒有再想起這些主動幫忙其他病人的好心病人。

台灣有許多病友會，讓病人與家屬透過一起抒發心中的感受與疑慮，而得到繼續接受治療的勇氣。但有時候，我也看過有些病人在參加病友會以後，因為看到比自己嚴重的病人，反而開始擔心：「我將來會不會像他一樣，坐輪椅、變癡呆……。」

所以，參加病友會，有時也要看病人本身對病有多少的了解，以及他對人生的看法，而有各種不同的反應。

然而在台灣，也許是民情的不同，到現在我還沒有碰到過任何一位病人，主動地表示願意出來現身說法，給病人與家屬打一針及時的「強心劑」。

有時想想，我們醫療人員除了幫助病人診斷、治療以外，也應該多多思考，如何在病人康復的路上給予幫忙。同時，我也想奉勸一些康復的病人，不妨主動向曾經照顧過你的醫療人員，提供扮演這種角色的意願。

與病人交往多年，我深知在病人與家屬的心目中，醫護人員的話總是來自籬笆的另一邊，「你們不見得真正了解我們病人與家屬的想法」；但如果這是出自「同是天涯淪落人」的親身體驗，病人就更容易感受到親切、關懷與鼓勵。

如果醫病雙方都願意在病人康復之路上給予臨門一腳，那將是多美的境界！

# 病人與家屬為什麼不高興？

有一次在住院醫師與實習醫學生的小組討論會裡，學生提出一個讓他十分困擾的個案。他報告一位六十幾歲的前列腺癌病人表達對醫生強烈不滿的始末，希望我們能幫他解惑。

他說這病人在外院診斷出前列腺癌以後，就轉到我們醫院求診，最近因為血中癌症指數持續上升，而由泌尿科醫師照會癌症內科醫師，希望能評估是否化療。這位內科醫師因為病人有氣喘、水腫，而做了進一步的心臟功能檢查，結果發現心臟功能的不正常可能會因化療而惡化。

醫師很委婉地對病人解釋，在綜合各種得失的考量下，他還是建議不要走這條路，而病人如果一定要接受化療的話，他也可以幫忙找個擁有心臟與化療專家的綜合醫院尋求第二意見，病人當場也十分能夠接受醫師的解說。

想不到住院醫師與醫學生隔天看到的卻是非常生氣的病人與家屬，因為他們認為，「就是因為對你們醫院有信心，才來這裡就診，想不到卻還要我們另找高明。」學生報告完這個案以後，表達他的不解，難道我們的主治醫師這樣做錯了嗎？

住院醫師也說，那天當化療的主治醫師與病人解釋病情時，她也在現場，主治醫師的態度非常誠懇，她事實上非常感動，而且病人與家屬當時的反應也完全看不出有什麼不對勁，真不知道到底錯在哪裡？

我問學生與住院醫師，他們是否有告知主治醫師病人與家屬隔天的反應，結果我發現這些年輕人都以為老師事實上並沒有錯，所以不便也不忍心告訴老師這始料未及的反應。

我告訴他們這種體貼老師的心意，事實上並不見得是真正幫了老師，而我也答應他們會找個適當的時間與這位老師討論這個案。

隔天在捷運上，我正好碰上這位年輕的主治醫師。他聽我講完以後，就說他知道我是在講哪位病人，也坦承他當時深怕病人不能接受他不贊成化療的說法。但他清楚記得，這位病人在聽完他所說的意見以後，對太太說，「你聽到了嗎？不能治療也好。」主治醫師回想那天的交談，也沒有意識到有任何不對的徵象。

接著，他十分誠懇地問我，「有什麼辦法可以幫忙我不再與病人或家屬發生這種誤會？」我們談了一些過去所發生過的事，我也坦承，在美國醫界有一句常說的話，「你不可能讓每個人都高興」（You can not please everyone.）。不管你是多好的醫生，總還是會有病人或者家屬不喜歡你，但如果我們都用這種態度來面對我們行醫所遭遇到的挫折時，就永遠沒有機會進步。

所以我想在這種情況下，我會建議他，當我們提出來的建議是病人或家屬所不樂見的事實時，我們最好能說，「你先與家人討論，我明天再來看你。」這樣也許我們就有機會看到病人或家屬在獲知不喜歡聽到的事實，心裡經過一番掙扎沉澱以後，到底還有哪些困惑，而讓我們有機會進一步與病人及家屬溝通，回答他們還想知道的問題。

事實上，「人同此心，心同此理」，當我們接到自己無法接受的晴天霹靂時，我們也知道，時間是最重要的療傷止痛劑，病人與家屬也需要時間去思考、分析、解釋、接受。

假設我們知道所傳遞的訊息不是「好消息」時，尤其需要像我們勸胃腸不好的病人「少量多餐」的道理一樣，要讓病人與家屬有時間慢慢地去消化、接受與適應。

我非常高興這位主治醫師告訴我，他非常感謝我主動地與他談這個個案，而且他也同意像這種情形，能夠多花一點時間，隔天再去說明澄清疑惑，是非常必要的。

看到這種有愛心的年輕醫師主動想要改善對病人的服務，讓我心中有種說不出的感動，也很高興，因為他的自省以及醫學生主動與我討論他們心中的困惑，幫忙了我在自己所做的事情中，找到了意義。

# 愛吾愛，以及人之愛

一位從八歲即開始來看診的女病人，六年來一直是過動、寡言、毫無表情、從不正眼看我的嚴重智障與自閉的小孩，想不到今天在診間，我突然聽到她對母親說出一句非常清楚的話：「我的健保卡妳放在哪裡？」一我剎那間不敢相信自己的耳朵，再一看，母親正深情地對她微笑，把皮包裡的健保卡交給她，而她一手接過健保卡，就回眸對我一笑，這是六年來她第一次與我四目交投，我一時愣在那裡不曉得要說什麼。

記得她第一次由新竹的小兒科醫師轉介來我的門診時，母親細說小孩出生後一切正常，直到三歲時因為罹患病毒腦炎而發高燒，癲癇發作，昏迷了六天，醒過來後就變得神情遲滯，對周圍漠不關心；到學齡以後，也無法正常上學。當時這媽媽給我的印象是在她娟秀的外表背後，隱藏著無比的堅毅，她說她不曉得為了這女兒哭了幾天幾夜，也曾為了接二連三的癲癇發作（所謂的「癲癇重積狀態」），而在醫院急診處度過了多少夜晚，但她就是不相信女兒永遠沒有機會好轉。

事實上，這孩子已試過好幾種抗癲癇的藥，而第一次來看我時，她正服用四種高劑量的癲癇藥，看來非常嗜睡，眼皮打不開，叫醒了也是無精打采，對周圍的一切都沒興趣，她連看我一眼都不看，問她簡單的問題也都無法回答。

作母親的要帶這種小孩子出門是一件大事，但母親卻告訴我，只要我肯照顧她，新竹到關渡並不是那麼遠，而我也提議，自閉症方面不是我的專長，希望她能到台大兒童醫院的精神科找我的朋友宋教授幫忙。之後，孩子的母親不辭旅途勞頓地每一個月，後來每兩、三個月，帶她來和信醫院看我，到台大醫院看宋教授。

母親坦白告訴我，她非常感激兒童精神科的宋教授，因為他點出了她的問題，使她開始學會面對女兒腦炎後的改變，在醫師的說明與鼓勵下，她漸漸地學會接受不太可能改變的現實，而心裡也慢慢找到平衡。

接著我將這孩子所用的癲癇藥慢慢減量，最後換成兩種她以前沒用過的癲癇藥，想不到曙光乍現，以往需要三更半夜送急診的「癲癇重積狀態」，這兩年內已不再發生，這半年來甚至已完全沒有任何癲癇復發的現象，漸漸地，她也不再躁動，尤其今天所見證到的「奇蹟」與六年前相比，真是判若兩人。

有一次母親還特別帶來女兒的哥哥，她很誠懇地告訴我，她要小孩唯一的手足，見見「妹妹的貴人」。她含著眼淚告訴我，她非常高興我能親自聽到並看到小孩的變化。她突然有所感慨地說，「我一定要找機會幫忙智障小孩的父母團體，鼓勵她們，奇蹟不是不可能，絕對不要太早放棄希望。」這種「愛吾愛，以及人之愛」的心願，使我有說不出的感動。

這使我想起幾年前，在台灣癲癇兒童夏令營認識的一位癲癇病童的母親。她有一個小孩生下來就被發現脊柱裂、下肢行動不便、癲癇以及輕度智障，這幾年在神經內、外科以及復健科醫師的共同努力之下，小孩隨著年齡成長，漸漸進步到可以不用拐杖助行，而且已經好幾年沒有癲癇發作。雖然智障使他無法上普通班，但他在特教班的表現也隨著時間有明顯的進步。

她告訴我因為自己孩子的遭遇，使她更能了解這種小孩的家人所承受的壓力與挫折，也因此她非常熱心，幫這種病人的家庭做了許多比專業社工人員毫不遜色的好事；一年前，她甚至辭去工作，專職進修社工學位。

她常常寫電子信給我，描述她與她先生多麼希望能夠幫忙「同是天涯淪落人」的家庭。

每一次讀她的信，都對她的這種宏願肅然起敬。病人媽媽的一句「貴人」，使我想到，如果我們身為醫生的，有幸能成為某位病人的「貴人」，幫忙了她及她的家人，而家屬也能夠像上述兩位病人的母親一樣，轉而成為別的病人與家人的「貴人」，這樣的「愛吾愛，以及人之愛」的精神與行動，如果能繼續傳遞下去，這社會不將是更美麗的新世界嗎？

# 由病人與家屬的角度了解病痛

一位剛踏入臨床實習幾個月的醫學生在討論會裡，報告一位他所參與照顧的八十幾歲男病人，因為慢性淋巴球白血病轉移到整個腹腔而過世。

他說這病人因為腸道阻塞，而被插入鼻胃管，並且維持空腹，而外科醫生認為病人的癌症已轉移到其他地方，血小板又很低，導致凝血困難，再加上發高燒，可能有細菌感染，並且身體十分虛弱，因此不贊成開刀，而病人幾天後就不治身亡。

由這位同學所報告的病人就醫始末，我們都意識到這年輕人非常關心他的病人，而他所表現的愛心與誠懇也讓人十分感動。

他坦承第一天接觸到這位老人家時就很喜歡他，因為這病人與他的生日是同一天，而且這病人對自己得到癌症的態度十分積極，非常勇敢地接受過多種治療，並且待人十分和氣，「對我們學生很友善，會主動問我們名字。」

但是當病情急轉直下的最後幾天，醫療團隊與病人、家人都有機會討論，到底治療要做到什麼程度，而學生藉此提出以下幾個問題：「這名病人一直希望吃他所喜愛的食物，但我們卻是因為病人的病情，而堅持他最好能保持空腹，而無法讓他如願。對一個已經沒有希望的病人，我們為什麼不能順著他的意願，讓他好好地享受呢？」

我只好提醒他，醫療人員在面臨問題時，往往無法有先見之明，所以也不能時時以事後諸葛來自責，不過話說回來，能由病人與家屬的角度來試圖了解病痛，是非常好的態度，但也必須提醒自己，我們要以專業的知識來為病人做最好的治療，因此當初要病人保持空腹，確實有其學理上的根據。

「我認為，我們應該主動與病人及家屬討論，萬一病情突然惡化時，應該不要考慮轉入加護病房。」我本以為學生之所以這麼說，是因為癌症末期到這種地步，搶救心跳、血壓、呼吸，只是徒增病人的痛苦，而對其生活品質並無實質上的意義，或者這學生是因為擔心家人經濟的負擔，才有這種看法。但沒有想到這學生說的竟然是，「在生命的最後幾天，能多與家人在一起應該是最珍貴的時光，我們不應該把他送入加護病房，而與家人分開。」這般貼心地由病人與家屬的角度所提出的看法，也使大家感動不已。

這學生的這些問題引發了其他同學的共鳴，但也產生一些不同的看法。有位同學提出另一個問題，「當不同專科醫生之間的看法不一時，站在以病人為中心的考量下，主治醫師應該如何幫忙病人？」大家討論一番以後，也都同意尋求另外一位醫師的「第二意見」應該是合理的辦法，但我們也要謹記，醫學鼻祖希伯克拉底（Hippocrates）的那句話，「醫師首要的任務是不可傷害病人」，我們一定要避免做不必要的治療，以免反倒傷害了病人。

有位同學問說，我們常說醫師要徵求病人與家屬的意見，讓他們有權做最後的選擇。但他認為醫師對病人與家屬解釋時，其實可以運用不同的口氣去左右他們的抉擇。

我想，這位學生所提出來的觀察是一件非常值得我們深思的現象。我常對學生說，大部分的病人與家屬對疾病的認識都是因為生病以後才開始，而他們最關心的往往偏重在「這病有辦法治療嗎？預後如何？治療的副作用是什麼？」但醫師最注重的卻是檢驗的結果與疾病的診斷。

所以醫病之間的溝通非常重要，一定要能以病人與家屬的角度來對病情做充分的說明。

最後，我們討論到必須設法了解病人對事情的看法，以及他們的價值觀，因為這會影響病人對治療的選擇，以及日後對生死的重要抉擇。我也利用這機會鼓勵學生應該利用他們的臨床實習，多多由病人與家屬的角度來了解「病痛（illness）」，而不要一味地由醫師的角度去看「疾病（disease）」。這又是一次使我深感「教學相長」的醫學人文個案討論會，但願我們的努力可以為台灣的醫療帶來更美好的明天。

# 陳醫師變老了

一位在美國加州定居多年的台灣同鄉，幾年前回來台灣看病，被發現有脊髓瘤，經由我介紹，在本院外科同事陳醫師的細心開刀下完全康復，而快快樂樂地返美。最近她回來台灣省親，介紹弟弟來醫院看陳醫師，幾天以後她也回來我的門診做追蹤檢查。想不到她劈頭第一句話竟然是：「我前幾天帶我的弟弟去看陳醫師，想不到風度翩翩的陳醫師才幾年怎麼就變得蒼老多了，你要勸勸他不要太忙，而忘了照顧自己的身體。」隔天中午在醫師餐廳看到陳醫師時，我仔細端詳，覺得他還是翩翩依舊的美男子，所以也實在不好意思向他轉達這位病人的「好意」。

晚上獨處書房，想想病人對醫師的關懷，倒也覺得蠻溫馨的，同時也想到醫院同事常常在一起相處，也有可能因此比不上病人多年不見的感受來得更真切。也許陳醫師真的變老了，也許她說得對，我們這些醫生都只會照顧別人，不會照顧自己。

這使我想起十幾年前，我曾經因為在電話中告知一位病人的丈夫，他在加護病房的太太剛剛過世了，而在他激動地放聲大哭之後，居然還不忘關心我的身體，而使我領會到原來醫病之間可以有互相關懷的溫馨。這又使我聯想到印地安人一個短短的單字「siki」，意涵是「你關心我，我關心你」，而忍不住以英文與中文分別寫出個中的感受。後來這篇文章也收錄在我回國以後出版的第一本書，出版社也建議以此篇文章《當醫生遇見siki》，作為這本文集的書名。今天因為看到這位病人如此關心幾年前為她開刀的陳醫師，又使我重新體驗到這種病人關心醫師的溫馨。

的確，在這四十年的行醫生涯，我在看病時，有幾次在病人的病歷裡，發現曾經照顧過他們多年，並留下鉅細靡遺病歷的好醫師已不在人間，而令我感慨萬千。

記得有一位多年沒有回來醫院看診的老太太，主動要我代她向照顧她多年的內科林醫師問好。當她看到我錯愕的表情時，滿臉疑惑地追問我，為什麼我對她這要求似乎面有難色？使我不得不據實以告，這位同事已於幾個月前因肝癌過世。這病人一聽到這消息，竟然激動得老淚縱橫，她告訴我這位林醫師如何照顧她，「怎麼他比我年輕，反而『先走』，上天也實在對他太不公平了。」

記得那時她最後也對我說了一句話：「你們醫生只會照顧別人，但也要好好照顧自己，才能照顧更多的病人。」這種溫馨的話，不知怎地，聽了一百次，都還像第一次聽到一樣地感動。

最近我開始感到，年輕時我會因為病人的感謝之辭，而感動得更努力照顧好下一位病人，但回國以後因積極投身醫學教育，而比以前少看了很多病人，但我越來越覺得，當你作醫師，你只能幫忙一小撮的病人，但如果我能夠教好一群醫學生，讓他們成為一群好醫師，那麼雖然我無法直接看到、聽到病人的感激，但我卻可以幫忙更多的病人。

想到這裡，我就不禁自喜，自己回國選擇的路線是對的。年紀、體力已經使我無法再像以前一樣日以繼夜地在醫院工作，但如果我們都能夠將自己的經驗好好傳承，我們應該可以預期，自己將會創造更多的，我們看不到、聽不到的感激。

這也使我想起很久以前，有一位醫學生問我：「老師，從病人或家屬所得到的禮物，最讓你感動的是什麼？」記得當時我回答他：「每一年的聖誕節當我接到已病故病人的家屬寄給我聖誕卡時，我都有說不出的激動。」我對他解釋說，身為醫者最大的困境是我們都習慣以成敗論英雄，而醫者卻無法避免碰到人力無法挽回的重病。因此雖然我們已盡力而為，但在病人往生之後，都難免有自責。當我接到家屬在病人往生之後，仍不忘寄給我聖誕卡表達他們的感激時，這種正向的回饋往往使我更想幫忙下一個病人。

想不到一句「陳醫師變老了」的病人關切醫師的話語，竟然勾起我許多醫病之間的溫馨回憶，也使我悟出醫學教育傳承的重要。

國家圖書館出版品預行編目資料

杏林筆記：行醫路上的人文省思／賴其萬著
一初版一 臺北市：經典雜誌，慈濟傳播人文志業基金會，2010.10
304面；15*21公分

ISBN 978-986-82623-4-8 (平裝)

1.醫學倫理 2.醫病關係

410.1619　　99019001

# 杏林筆記：行醫路上的人文省思

作　　者／賴其萬
發 行 人／王端正
總 編 輯／王志宏
責任編輯／朱致賢
美術指導／邱金俊
美術編輯／黃昭寧
校　　對／何瑞昭(志工)、李奕澄、楊濟鴻(實習生)
出 版 者／經典雜誌
　　　　　財團法人慈濟傳播人文志業基金會
地　　址／台北市北投區立德路2號
電　　話／02-28989991
劃撥帳號／19924552
戶　　名／經典雜誌
製版印刷／禹利電子分色有限公司
經 銷 商／聯合發行股份有限公司
地　　址／台北縣新店市寶橋路235巷6弄6號2樓
電　　話／02-29178022
出版日期／2010年10月初版
　　　　　2020年3月再版1刷
定　　價／新台幣320元


ISBN 978-986-82623-4-8（平裝）
Printed in Taiwan